LA CONSTIPATION

OPINIATRE, INVÉTÉRÉE ET HABITUELLE,

DÉTRUITE TOTALEMENT

SANS LAVEMENTS ET SANS MÉDECINES,

PAR UN

MOYEN NATUREL,

SIMPLE, AGRÉABLE ET INFAILLIBLE,

NOMMÉ

ERVALENTA.

(NOTA. *Des détails très-importants, que ce titre aurait dû contenir sont consignés à la page 3.*)

DIX-NEUVIÈME EDITION,

CINQ FOIS PLUS VOLUMINEUSE QUE LA DIX-HUITIÈME ÉDITION.

« L'expert (le chimiste Chevalier) a rendu hommage à *l'innocuité complète* de ces deux produits (l'Ervalenta, et la Mélasse dite de la Cochinchine,) »
GAZETTE DES TRIBUNAUX du 24 mai 1843, dans son compte rendu du procès intenté contre M. Warton, en Police correctionnelle.

« M. Warton a produit (*à la Cour Royale de Paris*) un *volumineux* dossier de DOCUMENTS qui attestent dans les termes les plus forts et de la manière la plus positive, que l'*Ervalenta* et la *Mélasse dite de la Cochinchine* possèdent bien réellement la propriété de vaincre la CONSTIPATION, et, par cela même, de guérir TOUTES LES MALADIES qui en dépendent, et contre lesquelles la médecine avait été, jusqu'à présent, *impuissante.* Tous ces Documents lui avaient été adressés par des personnes très estimables dans chaque classe de la société, et aussi par des médecins *des plus distingués* de Paris et de la province. Plusieurs de ces Pièces sont *légalisées.* »
Journal du COMMERCE du 8 juillet 1843, dans son compte rendu du procès intenté contre M. Warton, en Cour Royale.

« M. LE PRÉSIDENT SIMONNET consulte ses collègues, et rend un arrêt qui renvoie M. Warton de la plainte portée contre lui. »
Journal du COMMERCE du même jour.

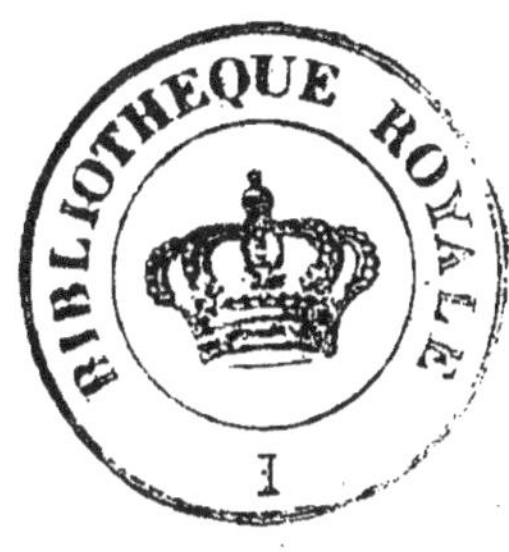

PARIS,

A LA MAISON WARTON, RUE RICHELIEU, No 68.

—

1843.

IMPRIMERIE DE WITTERSHEIM, RUE MONTMORENCY, 8. PARIS.

NOTA. On est prévenu que, pour profiter convenablement de la lecture de ce *Traité,* il est très important que l'on lise préalablement le PRÉCIS que nous en avons fait. Si on ne le possède pas, on le trouvera chez la personne qui a fourni le Traité.

LA CONSTIPATION

OPINIATRE, INVÉTÉRÉE ET HABITUELLE,

DÉTRUITE TOTALEMENT

SANS LAVEMENTS ET SANS MÉDECINES,

PAR UN

MOYEN NATUREL,

SIMPLE, AGRÉABLE ET INFAILLIBLE,

NOMMÉ

ERVALENTA.

(NOTA. *Des détails très-importants, que ce titre aurait dû contenir sont consignés à la page 3.*)

DIX-NEUVIÈME EDITION,

CINQ FOIS PLUS VOLUMINEUSE QUE LA DIX-HUITIÈME ÉDITION.

« L'expert (le chimiste Chevalier) a rendu hommage à *l'innocuité complète* de ces deux produits (l'Ervalenta, et la Mélasse dite de la Cochinchine,) »
GAZETTE DES TRIBUNAUX du 24 mai 1843,
dans son compte rendu du procés intenté contre
M. Warton, en Police correctionnelle.

« M. Warton a produit (*à la Cour Royale de Paris*) un *volumineux* dossier de DOCUMENTS qui attestent dans les termes les plus forts et de la manière la plus positive, que l'*Ervalenta* et la *Mélasse dite de la Cochinchine* possèdent bien réellement la propriété de vaincre la CONSTIPATION, et, par cela même, de guérir TOUTES LES MALADIES qui en dépendent, et contre lesquelles la médecine avait été, jusqu'à présent, *impuissante*. Tous ces Documents lui avaient été adressés par des personnes très estimables dans chaque classe de la société, et aussi par des médecins *des plus distingués* de Paris et de la province. Plusieurs de ces Pièces sont *légalisées*. »
Journal du COMMERCE du 8 juillet 1843,
dans son compte rendu du procés intenté
contre M. Warton, en Cour Royale.

« M. LE PRÉSIDENT SIMONNET consulte ses collègues, et rend un arrêt qui renvoie M. Warton de la plainte portée contre lui. »
Journal du COMMERCE du même jour.

PARIS,

A LA MAISON WARTON, RUE RICHELIEU, N° 68.

—

1843.

IMPRIMERIE DE WITTERSHEIM, RUE MONTMORENCY, 8. PARIS.

Pour chaque *gros* paquet d'Ervalenta que l'on demande à la Maison Warton, il faut ajouter 75 c. au prix de 12 fr. 50 c., pour la caisse d'emballage. Pour chaque *demi*-paquet que l'on demande, il faut ajouter 50 c. au prix de 7 fr. pour la caisse d'emballage. Les caisses sont nécessaires pour empêcher que l'Ervalenta ne soit endommagée en route.

L'envoi de l'argent de la province à Paris, se fait, *pour les gros paquets*, soit par un billet à présentation sur une Maison de Paris, soit par un bon sur la poste, soit par remboursement (*franco*) par les messageries ; quant à l'argent pour les demi-paquets, l'envoi se fait, ou par un billet à présentation sur une Maison de Paris, ou par un bon sur la poste ; car nous ne pouvons nous occuper de recouvrir en remboursement des sommes si minimes. Que ce soit pour les gros ou pour les demi-paquets, la commande contenant le billet ou le bon, doit être affranchie.

MÉLASSE

(DITE)

DE LA COCHINCHINE.

Cette Mélasse est fournie au public, comme l'Ervalenta, seulement par la Maison Warton. Chaque bouteille revêtue de la signature et du cachet de cette Maison, contient trois kilogrammes, et se vend 7 fr. 50 c., *plus* 75 c. pour la bouteille ; et si la Mélasse doit être envoyée par les messageries, 75 c. en sus pour la caisse d'emballage. Pour se procurer cette Mélasse véritable, il faut faire grande attention à la signature et au cachet dont les bouteilles sont revêtues.

Nous ne recouvrons pas par remboursement pour la Mélasse, sans que l'on en commande au moins *deux* bouteilles, ou que l'on demande de l'Ervalenta en même temps.

La lettre contenant la demande et le bon, doit être *affranchie*.

(*La suite se trouve à la page* v *de la couverture.*)

DÉTAILS

TRÈS-IMPORTANTS ET SUPPLÉMENTAIRES AU TITRE

La matière qui suit, aurait dû trouver place dans le titre, mais le défaut d'espace ne l'a pas permis.

1° L'Ervalenta amène promptement le canal intestinal à fonctionner comme dans son état normal, c'est-à-dire, journellement, librement, sainement et naturellement.

2° L'Ervalenta, en remettant le canal intestinal dans son état normal, rétablit promptement l'estomac lui-même, si cet organe est affaibli, dans toute sa force primitive; de là il arrive que, par l'usage de l'Ervalenta, la DIGESTION la plus pénible et la plus lente devient bientôt facile et prompte, et que l'INDIGESTION n'a plus lieu.

3° Le canal intestinal étant rétabli dans son action normale et l'estomac dans ses forces primitives, la GASTRITE et l'ENTERITE, les GASTRALGIES et les ENTERALGIES, avec toutes les autres maladies douloureuses, opiniâtres et invétérées de l'ESTOMAC et des INTESTINS, se guérissent d'elles-mêmes et en peu de temps.

4° Tout ce que contient ce Traité sous le rapport de la guérison des maladies énoncées ci-dessus, au moyen de l'Ervalenta, est constaté comme étant « *la vérité pure, la vérité entière, et rien autre chose que la vérité,* » par les PIÈCES que ce même Traité contient, et qui consistent, non-seulement en de nombreux *Certificats* de plusieurs MÉDECINS CÉLÈBRES, en des *Témoignages* de plusieurs dignes ECCLÉSIASTIQUES, en des *Déclarations* de RELIGIEUSES CLOITRÉES, en des *Attestations* d'une multitude d'autres personnes les plus estimables dans chaque classe de la société, mais aussi en un très grand nombre de DOCUMENTS AUTHENTIQUES produits devant la COUR ROYALE DE PARIS, à l'occasion du Procès intenté contre nous à ce sujet, — Procès qui a été définitivement jugé en notre faveur, devant ladite Cour, le 1ᵉʳ juillet de l'année actuelle, 1843, par suite d'un appel fait par le Ministère Public, sur la sentence de décharge rendue, dès le commencement, en notre faveur en Police Correctionnelle. (Voir dans le titre, les trois passages reproduits des Feuilles Publiques.

Nous donnons dans ce livre un nombre assez considérable de cette Série de Documents, Certificats, Témoignages, Déclarations et Attestations qui ont été produits devant la Cour Royale de Paris, pour convaincre le lecteur que jamais probablement jusqu'à ce jour, relativement à quelque moyen *nouvellement* proposé pour guérir les malades, il n'a été fourni des preuves aussi claires, aussi complètes, aussi incontestables et aussi multipliées ; car, en lisant ces Pièces, il remarquera, 1° que les personnes qui déclarent, attestent, déposent, ne sont pas obscures, mais, au contraire, bien connues ; 2° qu'elles ne sont pas d'une respectabilité douteuse, mais souvent de la plus haute distinction ; 3°, que leurs résidences ne sont pas décrites vaguement, mais indiquées avec la plus grande précision ; 4° que ce ne sont pas des personnes qui demeurent toutes dans le même voisinage, où l'on pourrait soupçonner l'une d'influencer l'autre ;—ou des personnes qui, par la raison qu'elles auraient été facilement visitées par celui en faveur de qui elles portent témoignage, pourraient être soupçonnées d'avoir été influencées indûment par cet individu ; mais, au contraire, le lecteur remarquera qu'elles sont dispersées, sans distinction, sur tout le sol de la France et même dans d'autres contrées ; 5°, il observera que ce sont des personnes qui, après nous avoir écrit des déclarations pour être utilisées en particulier par nous, dans l'occasion, afin de nous aider à propager l'emploi de l'Ervalenta, *confirment*, à une époque *postérieure*, leurs premiers témoignages par de *nouveaux*, donnant ainsi la preuve que l'amélioration qu'elles avaient obtenue dans leur santé par l'emploi de cet agent, n'était pas passagère, mais durable ; 6°, enfin, le lecteur remarquera que ces personnes, à la plupart desquelles nous sommes inconnu personnellement, non contentes des efforts si extraordinaires qu'elles avaient fait jusqu'alors pour nous aider dans la propagation de l'usage de l'Ervalenta, *nous suivirent à la Cour de justice*, pour appuyer notre conduite par une NOUVELLE SÉRIE DE DOCUMENTS *infiniment plus forts que tout ce qu'elles avaient écrit auparavant,*—Documents qui prouvèrent de la manière la plus claire, la plus complète et la plus incontestable, que les résultats extraordinaires attribués par nous à l'usage de l'Ervalenta, dans nos divers imprimés, sont RÉELS ; tellement que nous fûmes renvoyés AB-SOUS, en Cour Royale comme auparavant en Police Correctionnelle, de l'accusation portée par le Ministère Public contre nous, et que nous avons obtenu la liberté pleine, parfaite et entière de propager partout, *comme par droit qui nous appartient, à nous seul,* l'usage général de l'Ervalenta contre la constipation, et contre les autres nombreuses maladies qui en dérivent.

Si le temps nécessaire pour lire *toutes* ces Pièces manque au lecteur, nous croyons devoir solliciter son attention plus particulièrement sur celles qui ont été fournies par les Médecins, les Curés, et les Religieuses cloîtrées, parce que des déclarations *si peu équivoques et si nombreuses*, provenant de ces trois classes de personnes *à la fois*, ne manqueraient pas de détruire tous les doutes, s'il pouvait en rester dans son esprit.

> OBSERVATION I. Aussitôt après le jugement rendu en Cour Royale, plusieurs des Pièces de cette Série de Documents furent reproduites dans les journaux de Paris. (Voir le Journal du *Commerce*, du 8 juillet, et d'autres journaux parisiens de la même époque.)

> OBSERVATION II. Les Documents, Certificats, etc., prouvent que l'Ervalenta guérit, outre la Digestion pénible et l'Indigestion, outre la Gastrite et l'Enterite, outre les Gastralgies et les Entéralgies, outre enfin les autres maladies douloureuses, opiniâtres et invétérées de l'Estomac et des Intestins, un GRAND NOMBRE D'AUTRES MALADIES.

OBSERVATION III. Il semble nécessaire ici d'expliquer par deux mots, que la *Mélasse dite de la Cochinchine,* de laquelle il est parlé dans le premier passage cité dans ce titre, diffère des Mélasses ordinaires de canne et de betterave, en ce qu'elle ne contient pas les *parties empyreumatiques* qui se trouvent dans ces dernières Mélasses. C'est pourquoi elle n'irrite pas le tube alimentaire, et ne porte pas atteinte aux voies urinaires comme les espèces communes, mais qu'elle produit, au contraire, les excellents effets dont on parle si souvent dans les susdits Documents.

OBSERVATION IV. Pour que le lecteur lise avec plus de fruit les Documents, Certificats, etc., il importe qu'il médite AUPARAVANT la matière qui les précède dans les dix-huit chapitres suivants.

Nous prions le lecteur de nous pardonner les locutions singulières ou vicieuses qui nous seraient échappées dans le cours de ce Traité ; nous écrivons une langue qui n'est pas notre langue naturelle, et c'est pourquoi nous avons besoin d'indulgence.

LA CONSTIPATION

OPINIATRE, INVÉTÉRÉE ET HABITUELLE,

DÉTRUITE TOTALEMENT.

CHAPITRE Iᵉʳ.

Idée de son contenu.

Dans ce chapitre, le lecteur voit plusieurs faits, etc. *importants* reconnus dans
la médecine; par exemple : — 1° que la constipation est la cause d'une
mauvaise digestion, d'une digestion pénible, et des douleurs d'estomac;
— 2° que la mauvaise digestion est la cause d'une mauvaise nutrition,
ce qui empêche que les forces du corps ne soient convenablement soute-
nues, et par conséquent, que les organes, tels que le cœur, le cerveau,
les poumons, l'estomac et les intestins, c'est-à-dire ceux qui sont essentiels à la vie, ne soient entretenus dans leur vigueur normale ; — 3° que
l'affaiblissement des organes essentiels à la vie, est la cause *la plus
puissante* des maladies; — 4° qu'ainsi la constipation devient le principe des affections nerveuses, du dépérissement général, de la consomption pulmonaire, et la mère des maladies chroniques; — 5° qu'il s'en suit
que presque toutes les maladies peuvent être rapportées aux *dérangements du bas-ventre;* — 6° que l'usage des lavements, pour combattre
la constipation, est impuissant à prévenir ces maux ; — 7° que la constipation devient d'autant plus difficile à détruire que l'on use davantage des lavements; — 8° que leur usage finit par détruire entièrement,
chez les personnes qui en font emploi, la faculté de s'évacuer, soit par
leur propre intermédiaire, soit par celui des médecines purgatives ; —
9° que les médecines purgatives dérangent le système nerveux et diminuent l'énergie vitale; — 10° qu'une constipation plus opiniâtre suit
toujours l'emploi de ces médecines ; — 11° qu'après avoir guéri le dérangement des intestins, soit la constipation, soit la diarrhée (*dévoiement*),
toutes les autres maladies se guérissent généralement d'elles-mêmes. Le
lecteur voit, aussi, que la doctrine professée dans ce chapitre, est soutenue
par de nombreux passages provenant des écrits des médecins suivants :
Cabanis, Hallé, Barras, Barbet, Morand, Julia de Foutenelle, Tassy,
Girard, Tollard, Crommarias, Abernéthy, James Hamilton, Henry,
Todd, Clark, Charles Turner Cooke, Klein, Gramberg, Hopkins, Besuchet, le Roy-Pelgas, Signoret.

C'est sur les principes, les faits et les enseignements suivants, in-

culqués par les médecins, tant français qu'étrangers, dont les noms
sont rapportés ci-dessous, quet out ce qui se trouve dans ce Traité est
basé. Parmi ces médecins, et ceux qui parlent dans le même but au
deuxième chapitre, et beaucoup d'autres encore au chapitre dou-
zième, on en rencontrera qui ont été reconnus les plus éminents,
soit dans l'antiquité reculée, soit dans les siècles comparativement
récents, soit dans les temps modernes, soit enfin dans la période
parcourue par nous-mêmes.

« L'état de *constipation* influe d'une manière bien fâcheuse sur
la *digestion*. »

> BARBET, CROMMARIAS, GÉRARD, JULIA DE FON-
> TENELLE, MORAND, TASSY, TOLLARD (1).

« La *moindre perturbation* dans les fonctions digestives amène
le *trouble* et le *désordre* dans toutes les autres. » BESUCHET (2).

« Le retour de l'évacuation périodique ordinaire peut devenir ir-
régulier par différentes causes, qui, jointes à la faculté que possèdent
les gros intestins de se laisser distendre sans qu'il survienne aucun
malaise, donne fréquemment lieu à l'accumulation progressive des
fèces (*matières excrémentitielles*), d'où résultent l'interruption de
l'action de l'estomac et de celle des intestins, et, par la suite, des affections *très-dangereuses*. » JAMES HAMILTON (3).

« Une conséquence immédiate de la constipation, c'est de mettre
obstacle aux fonctions digestives, qui ne peuvent bien se faire qu'autant que le ventre est libre; lorsqu'il est paresseux, les intestins sont
toujours remplis de résidus altérés, et les aliments sont mal élaborés;
ils séjournent plus longtemps dans chaque partie du tube digestif;
les organes se fatiguent, les tissus s'altèrent, et des désordres de plus
en plus graves surviennent. Mais le résultat le plus immédiat et le
plus fâcheux de la constipation, c'est une mauvaise nutrition, et cela
ne peut être autrement, tout s'opposant à la digestion. En effet, des
intestins paresseux, qui sont le siége d'une plénitude continuelle,

---

(1) *Rapport sur le tra-*   *sur la Gastrite*, p. 153.   (3) *On Purgative Medi-*
vail du docteur Besuchet,   (2) *Sur la Gastrite*, p.79.   *cines*, trad. de Lafisse, p. 20.

ne peuvent contenir que des fluides viciés ; les fonctions de la muqueuse sont perverties ; au lieu de fournir de bons fluides qui favorisent la digestion et la formation de bons éléments nutritifs, elles ne fournissent que des mucosités glaireuses qui s'opposent à toute bonne élaboration. Sous de pareilles conditions, une bonne nutrition est impossible. »   SIGNORET (1).

« La constipation est la mère des maladies chroniques. »
                    KLEIN (2).

« Je crois qu'il est aisé de démontrer que ce sont ces derniers (*les moyens de débarrasser les intestins*), qui font essentiellement la base des méthodes vraiment curatives dans la plupart des maladies chroniques. »   HALLÉ (3).

« Cet état des organes digestifs peut, je pense, développer la constitution strumeuse héréditaire, et amener la cachexie tuberculeuse (*phthisie pulmonaire*). »   TODD (4).

« De tous ces désordres des fonctions, celui qui réclame le plus notre attention, parce que ordinairement il se montre *un des premiers et donne lieu au développement des autres*, c'est le trouble des fonctions digestives. »   CLARK (5).

« De toutes les maladies, la dyspepsie (*digestion pénible*), me paraît être la source *la plus fertile* des différentes cachexies (*états morbides du corps*) ; car *le bon état des viscères digestifs et l'accomplissement plein et entier de leurs fonctions*, sont indispensables à l'assimilation des aliments, et par conséquent à la *nutrition des organes*. »   CLARK (6).

« La cachexie peut aussi provenir du dérangement des diverses fonctions secrétoires et EXCRÉTOIRES, et comme ce dérangement accompagne *le plus ordinairement* la dyspepsie (*digestion pénible*), il *augmente* encore son influence désastreuse. »   CLARK (7).

---

(1) *Exposition de la Médecine purgative.* p. 300
(2) *Médecin interprète de la Nature.*
(3) *Mémoire de la Société royale de Médecine de Paris*, 1786.
(4) Article « *Indigestion* » de l'*Encyclopédia of Practical Medicine.*
(5) *Traité de la Consomption pulmonaire.* p 24.
(6) Ouvrage cité, p. 217.
(7) Idem, p. 218.

« Les causes les plus puissantes des maladies sont celles qui troublent la nutrition du corps. »   CLARK (1).

« Plusieurs individus affectés de la phthisie pulmonaire, se plaignent de l'estomac, parce que la maladie dérive souvent du bas-ventre. »   GRAMBERG (2).

« Les maladies nerveuses dérivent le plus souvent, à mon avis, du système digestif. »   HOPKINS (3)

« Toutes les maladies peuvent être rapportées au dérangement du bas-ventre. »   CABANIS (4).

« Il n'y a réellement aucun cas de maladie lorsque les intestins ne sont pas affectés. »   CHARLES TURNER COOKE (5).

« L'on doit aux observations pratiques la conviction absolue que la moitié des maladies chroniques chez les femmes et les jeunes personnes surtout, dérive de la constipation. » LE ROY-PELGAS (6).

« Avec la constipation, on repose sur un volcan, dont l'éruption presque infaillible est toujours redoutable. » LE ROY-PELGAS (7).

« Les lavements, *ne stimulant que l'extrémité du canal intestinal, le rectum, sont loin* de suffire pour opérer l'évacuation complète qu'exige le but à remplir. »   HAMILTON (8).

» Les lavements méritent le reproche d'*entretenir* le mal auquel on veut *remédier* par leur emploi.., et la constipation devient d'*autant* plus difficile à vaincre qu'on en use *davantage.* » BARRAS (9).

« Les lavements ont pour effet *ultérieur* de produire une constipation si désastreuse, que *désormais* le malade s'en sert *inutilement* pour se procurer la *moindre* évacuation. » *Voir* le CHAPITRE III, *page* 19.

« Les médecines, soit laxatives, soit purgatives (par un usage *habituel*), *dérangent* le système nerveux, et *diminuent* l'énergie vi-

---

(1) *Traité de la Consomption pulmonaire,* p. 223.
(2) *De vera notione et cura morborum primarum viarum,* p. 167.
(3) *Considérations sur les Purgatifs,* p. 9.
(4) *Rapports du physique et du moral de l'homme.*
(5) *Observations sur la graine de moutarde blanche.*
(6) *Médecine curative complète,* chap. XII, sect. 28 ou 29.
(7) Ouvrage et endroit cités.
(8) *On Purgative Medicines,* p. 36.
(9) *Traité sur les Gastralgies,* 3e édit., vol. 1er, p. 550.

tale....; et une constipation *plus obstinée* suit toujours (*le fréquent emploi*) de ces médecines... Toutes les médecines, et surtout, toutes les médecines purgatives et laxatives, perdent leurs propriétés par *l'habitude d'en prendre.* » HENRY (1).

« Après avoir guéri le dérangement des intestins, soit la constipation, soit la diarrhée, la *faiblesse* et *toutes les maladies* se guérissent en général parfaitement d'elles-mêmes, en peu de temps, et même dans les cas où, auparavant, elles avaient résisté à tous les moyens de guérison qui avaient été dirigées contre elles, et qui semblaient avoir plus de chances de succès. » ABERNÉTHY (2).

« La seule médication rationnelle est celle qui est dirigée sur le tube digestif. » SIGNORET (3).

CHAPITRE II.

Idée de son contenu.

Continuation du même sujet. — Dans ce chapitre, le lecteur voit : — 1º que la conservation, comme le recouvrement de la santé, exige que l'on obtienne *une* libre évacuation des intestins *tous les jours ;* — 2º que la constipation produit l'odeur stercorale de l'haleine et déprave l'appétit; qu'elle conduit à la phthisie, à la suspension de toutes les secrétions, aux épanchements séreux, à l'hydropisie et à la mort ; — 3º que les maladies chroniques chez les femmes et les jeunes personnes, les écoulements, avec les maux de tête et d'estomac qui les accablent, proviennent généralement de la constipation ; — 4º que c'est une erreur funeste de croire, que la constipation est un signe de force et de santé ; — 5º qu'avec la constipation, on repose sur un volcan ; — 6º que la doctrine professée dans ce chapitre, est soutenue par de nombreux passages provenant des écrits des médecins suivants : James Hamilton, de Blainville, Lafisse, Broussais, Besuchet, le Roy-Pelgas.

James Hamilton a saisi de nombreuses occasions de nous pré-

---

(1) *Dialogue between a bilious Patient and a Physician.*

(2) *On the Constitutional Origin and Treatment of local Diseases.*

(3) *Considérations générales sur l'état de la Médecine,* p. 100

venir des conséquences fâcheuses de la constipation ; — voilà la transcription de cinq passages de son ouvrage cité :

« Quand les matières fécales sont évacuées *moins souvent* que l'âge de la personne ne l'exige, qu'elles sont *dures*, qu'elles n'ont plus leur *couleur* ni leur *odeur naturelles*, cela indique un dérangement de l'estomac et des intestins, et il est *à craindre* qu'il ne se déclare une maladie, *si même cela n'est pas encore arrivé ;* car on ne doit pas croire que des organes d'une aussi haute importance dans l'économie animale, que l'estomac et les intestins, puissent être longtemps dans un état d'inaction, et la santé rester intacte (1).

» Si nous considérons encore que les exhalations qui se font dans la cavité des intestins sont excrémentitielles, et que leurs produits étant retenus au-delà du temps convenable, subiront des changements, et prendront une âcreté nuisible ; si, de plus, nous examinons les rapports de sympathie que beaucoup d'organes de notre économie compliquée ont avec l'estomac et les intestins, nous reconnaîtrons nécessairement la grande influence que ceux-ci doivent avoir sur *le bien-être, la santé* et la VIE de l'individu (2).

» On ne dit certainement rien de neuf en avançant que *l'embarras du canal intestinal nuit le plus souvent à la santé ;* mais quand je dis que cet état accompagne et aggrave les autres symptômes de fièvres, et qu'il est *la cause prochaine de certains désordres qui surviennent chez les enfants et les jeunes gens*, je sais que j'avance des opinions en grande partie nouvelles ; j'espère cependant qu'elles paraîtront également raisonnables au médecin qui aura lu ce qui suit, car j'ai reconnu que la régularité des évacuations alvines a une grande part dans la médecine prophylactique (*hygiénique*), et nous indique la nécessité de conseiller *à ceux qui veulent conserver leur santé*, ou *la rétablir quand elle est altérée*, de faire beaucoup d'attention à cette circonstance (3).

» On a encore pensé qu'*une évacuation tous les jours n'était pas*

---

(1) *On Purgative Medicines*, p. 21.   (2) Idem, p. 22.   (3) Idem, p. 24.

nécessaire, parce que, dans beaucoup de cas, on prend peu de nourriture, et que, par conséquent, on ne doit pas compter sur des évacuations alvines régulières, qui sont d'ailleurs inutiles. Les résidus des aliments, ne pouvant servir à la nutrition, font certainement partie des matières fécales. Cependant les secrétions abondantes de diverses organes, et l'exhalation des fluides excrémentitiels que les intestins reçoivent dans leur intérieur, constituent essentiellement une grande partie de la masse des fèces qui s'y déposent. Ainsi, tant que les fluides excrémentitiels sont fournis, que la circulation se soutient, et que les sécrétions ont lieu, il est aussi aisé de comprendre comment ces matières se forment sans le secours d'une nourriture solide, que *de reconnaître l'importance de leur évacuation journalière* (1). »

OBSERVATION. C'est une erreur, à la fois très-commune et très-grave, de croire que les matières excrémentitielles proviennent seulement des aliments. Au contraire, elles proviennent des fluides devenus nuisibles au corps, sécrétés par le foie, la rate, le pancréas et les nombreuses glandes des intestins. Ces fluides, d'après le vœu de la nature, doivent être portés au dehors, pour que la santé ne soit pas gravement compromise. Le tube intestinal, qui est l'organe de cette opération (opération par laquelle ce qui est indispensable pour soutenir le corps y est retenu, et ce qui est destructif de son économie en est séparé et expulsé), coopère, dans ce travail de séparation et d'élimination, avec les autres organes excrétoires, c'est-à-dire la peau, les poumons et les reins.

» C'est la constipation qui produit l'odeur stercorale de l'haleine et le désordre de l'estomac, qui déprave l'appétit et trouble la digestion. La nutrition ne peut alors s'accomplir d'une manière suffisante ; il en résulte de la pâleur, le relâchement et la flaccidité des

---

(1) *Hamilton, On Purgative Medicines*, p. 29.

tissus, *le dépérissement*, la langueur, la faiblesse, *la suspension de toutes les excrétions*, des épanchements séreux, l'hydropisie et *la mort* (1). »

M. de Blainville fait voir, jusqu'à démonstration, la raison de pareils effets :

« *La vie et la santé*, dit-il, ne peuvent se maintenir sans qu'il y ait continuellement *apport* de nouvelles molécules, et *départ* des molécules anciennes. Sans cesse en action, *les forces vitales et les forces générales* se contrebalancent constamment, et *le degré de vie* est proportionné au degré de supériorité des premières sur les secondes (2). »

> OBSERVATION. Par les forces *générales*, dans ce passage, on entend les forces sécrétives, évacuatives, etc., ou, si l'on veut, *physiques*, comme le docteur Lafisse les appelle dans le passage suivant.

Le docteur Lafisse, en commentant les paroles de M. de Blainville, dit :

« Si nous ne pouvons exister sans que les parties nutritives des aliments soient fréquemment assimilées à notre propre substance, *l'entretien de la santé* n'exige pas moins impérieusement que nos organes portent au dehors tout ce qui leur est étranger. » Ensuite, sur le contrebalancement constant des forces vitales et des forces physiques, dont parle M de Blainville, il s'exprime ainsi : « Pour que l'avantage soit du côté des forces vitales dans cette espèce de lutte entre elles et les forces générales ou physiques, il faut que *celles-ci ne ralentissent aucune des fonctions* (des forces vitales) *dont la réunion constitue la vie*. Ainsi, lorsque les fèces séjournent dans les intestins au-delà du temps convenable, elles agissent d'une manière fâcheuse par leur *poids* et par la *pression* qu'elles exercent sur les parois intestinales. Nous voyons *ici* des organes dont l'action est *bornée* par *deux* lois physiques (3). »

---

(1) Hamilton, *On Purgative Medicines*, p. 76.

(2) *Principes d'Anatomie comparée.*
(3) Préface de la traduc-

tion de Hamilton, *On Purgative Medicines*, par Lafisse.

Dans les trois passages suivants, le docteur Lafisse dit encore :

« Si l'on réfléchit ensuite sur les qualités nuisibles que les matières excrémentitielles doivent acquérir par l'effet même du *retard* qu'éprouve leur évacuation, l'on sentira la nécessité de prévenir ce retard, ou d'en combattre les effets quand il a eu lieu (1). »

Observation. L'âcreté et la nature corrompue et délétère que les matières excrémentitielles acquièrent quand elles ne sont pas expulsés du corps à des intervalles de vingt-quatre heures, sont indiquées par leur insupportable PUTRIDITÉ.

« On conçoit combien il est essentiel que les intestins ne soient jamais troublés dans l'exercice de leurs fonctions par le *séjour* de résidus alimentaires qui, ne pouvant servir à la nutrition, doivent être considérés comme de *véritables corps étrangers*. L'état de gêne que l'accumulation de ces matières produit dans les organes digestifs (c'est-à-dire l'*estomac* et les *intestins*), et qui s'étend des uns aux autres, suspend ou diminue l'action de ces organes. L'estomac et les intestins tombent ainsi dans un état d'inertie. Mais ce n'est pas seulement l'abdomen (le *bas-ventre, ce qui comprend l'estomac, les intestins, etc.*) qui présente alors des lésions de fonctions. Le retard qu'éprouvent la *circulation* et les *sécrétions dans cette partie du corps*, rend ces mêmes fonctions *trop* actives dans la *poitrine* et dans la *tête*. Les organes digestifs réagissent encore d'une manière sympathique sur les *poumons* et sur le *cerveau ;* c'est ainsi qu'on peut expliquer l'*oppression* et la *céphalalgie* (mal de tête) *gravative*, qui accompagnent si souvent une constipation opiniâtre(2).

» Les recherches particulières que M. le docteur Broussais a faites sur les *inflammations du tube digestif*, ont eu des résultats utiles, sans doute, en inspirant aux médecins d'étudier un genre d'affections qui doit tenir une place importante dans nos cadres nosologiques; mais des disciples ardents ont trop étendu les conséquences des travaux de leur professeur. Ils ont bien souvent attribué à la *flegmasie* ou à ce qu'ils appellent *irritation*, des affec-

---

(1) Préface de la traduction de Hamilton, *On purgative Medicines*, par Lafisse.

(2) Préface citée.

tions purement dépendantes de la *diminution* des facultés digestives et de l'*accumulation*, soit des fèces, soit des fluides abondants qui lubréfient la surface intestinale. Tel est le système d'après lequel on a prodigué les sangsues, et l'on a négligé l'usage des purgatifs considérés comme *évacuants*. Or, ces deux circonstances, *l'inertie du canal intestinal et l'accumulation des fèces*, étant beaucoup (*infiniment*) plus communes que l'état inflammatoire des organes digestifs, on a vainement combattu l'embarras intestinal par des émissions sanguines, et l'on n'a pas même tenté le moyen de guérison le plus (*le seul*) efficace (1). »

Le docteur Besuchet nous a présenté les deux observations suivantes :

« Il n'y a donc point de paradoxe à dire que la moindre perturbation dans les fonctions digestives amène le trouble et le désordre dans toutes les autres ; cela est surtout rigoureusement vrai pour les viscères contenus dans la capacité de l'abdomen (2).

» Si la digestion se fait mal, elle produit le mauvais chyle ; les sucs réparateurs ne distribuent plus le baume de vie dans toutes les parties de notre individu, et la machine ne tarde pas à se détraquer. On peut donc dire avec vérité que la digestion est la base de la santé humaine, et que souvent on se trompe en ne voyant dans l'affection d'un organe, en apparence sans connexité avec les voies digestives, qu'un fait isolé ; il m'est arrivé plus d'une fois de répondre à des demandes de consultation pour des affections chroniques du cœur, des poumons, etc., etc., par des questions propres à m'éclairer sur l'état des organes de la digestion, et de découvrir par des réponses que ce que l'on prenait pour une affection *essentielle* ou *organique* de tel ou tel viscère, ne provenait que de l'altération des fonctions digestives (3). »

Le Roy-Pelgas s'exprime sur la constipation dans les termes énergiques des cinq paragraphes qui suivent :

---

(1) Préface de la traduction de Hamilton, *On Purgative Medicines*, par Lalisse.

(2) *La Gastrite*, p. 79.

(3) *La Gastrite*, p. 80.

« La constipation, ou ventre paresseux, a pour *cause* la chaleur des humeurs, ou la *sérosité* rassemblée sur le canal intestinal vers sa partie inférieure ; la *fluxion* durcit ce canal et le rend *incapable* de l'expulsion des déjections journalières. Cette chaleur produit un effet tout naturel, c'est-à-dire, celui de dessécher les matières fécales, et de les cuire souvent en forme de masse dure ; alors ce dessèchement, cette cuisson, devient une deuxième cause de resserrement, et, par sa réunion à la première, la constipation s'établit (1).

» On ne saurait trop prendre de mesures pour ne pas laisser la constipation s'établir à *poste fixe ;* car on ne peut qu'en attendre de fâcheux résultats. Il est hors de doute que les excrétions retenues acquièrent, par leur principe de corruptibilité, un degré de corruption susceptible de produire les plus funestes effets. On doit aux observations de pratique la conviction absolue que la moitié des maladies chroniques chez les femmes, et chez les jeunes personnes surtout, dérive de la constipation. C'est à la suspension habituelle des déjections qu'une partie de l'intéressante moitié de l'espèce humaine doit les couleurs animées, presque violettes, qu'on lui remarque ; de même les fréquents maux de tête, d'estomac, qui l'accablent ; et les écoulements qui sont si souvent suivis d'affections, etc., etc. (2).

» Qu'ils sont funestes, ces préjugés qui font accroire que la constipation est un signe de force et de santé ! Elles ne conçoivent pas, ces victimes de l'erreur, que la santé dont elles se croient en possession n'en est que le simulacre, et qu'elles ne la doivent, bonne en apparence, qu'au siége que cette humeur chaleureuse a plutôt pris sur cette partie du corps que sur une autre, et que, si la *fluxion* vient à se déplacer, il se déclarera une maladie plus ou moins dangereuse, si elle ne produit tout son effet au siége primitif. Avec la constipation, on repose sur un volcan, dont l'éruption, presque infaillible, est toujours redoutable (3).

---

(1) *Médecine curative complète,* chap. XII. sect. 28 ou 29.

(2) Idem

(3) Idem.

» Reconnaissez, vous qui êtes dans cette situation, que les forces que l'on vous attribue ne sont que l'effet de la tension de la fibre, et de l'irritation du système nerveux, par l'action de la *cause* qui vient de vous être indiquée. Reconnaissez également que vous éprouverez de la constipation le même préjudice que si, dans le cas de ventre libre, un méchant vous fermait, vous *bondonnait* l'issue par laquelle la nature a voulu que tout corps animal expulsât ses déjections : la comparaison est des plus justes (1).

» Nous ne pouvons terminer cet article sans faire participer le lecteur à nos réflexions sur les sécrétions du corps humain, en ce que celles-ci se rattachent par leur libre sortie à la santé comme à la prolongation de l'existence humaine (2). »

Le sens commun lui-même nous apprend que, si le canal intestinal demeure *totalement* bouché par l'extrémité inférieure, l'appétit doit bientôt s'éteindre, et même la faculté de manger promptement se perdre. Dans cet état de choses où la nutrition du corps est arrêtée, il est de toute évidence non-seulement que la santé se ruine, mais que la désorganisation du corps commence à s'opérer dans toutes ses parties, et que la mort elle-même s'avance à grands pas. Or, si TOUS ces maux arrivent quand le canal intestinal demeure totalement bouché, il n'est pas moins évident qu'ils arrivent EN PARTIE lorsque la constipation est moins grave. En effet, le nombre et la gravité des maux sont proportionnés au degré de constipation.

CHAPITRE III.

Idée de son contenu.

Dans ce chapitre, le lecteur voit : — 1° des objections invincibles contre l'emploi des lavements dans les cas de constipation *habituelle;* — 2° les maux ultérieurs et certains qu'amène le rétrécissement du rectum maux qui sont la conséquence *inévitable* de l'usage habituel de lavements *de toute espèce;* — 3° que l'Ervalenta est le seul moyen de dé-

(1) *Médecine curative complète,* chap. xıı, sect. 28 ou 29.   (2) Idem.

truire le rétrécissement du rectum, et, par conséquent, de rétablir la
faculté d'évacuer lorsque, par l'usage de lavements, elle est affaiblie ou
même perdue totalement.

Le désagrément de faire constamment usage des lavements dans
les cas de constipation serait plus supportable si la santé ne souf-
frait pas de leur emploi ; mais il n'en est pas ainsi. Quelque temps
après avoir commencé de s'en servir, si l'on ne continue pas leur
usage, les intestins perdent complètement la faculté de s'évacuer.
Cela est si vrai, que si l'on ne fait usage que d'eau, le même malheur arrive ; car les lavements débilitent le rectum toujours de
plus en plus, jusqu'à ce qu'il ne puisse plus opérer *naturellement*
ses expulsions périodiques. Cet effet, tout grave qu'il est, n'est
pas encore le plus grave : l'emploi habituel des lavements a pour
effet *ultérieur* de produire une constipation si *désastreuse,* que
désormais le malade s'en sert *inutilement* pour se procurer la
moindre évacuation. Ce fait est prouvé jusqu'à l'évidence par les
nombreuses lettres que nous recevons de malades qui nous demandent les moyens de sortir de cette fâcheuse position.

La faculté d'évacuer, perdue par l'usage des lavements, revient
par l'emploi du MOYEN NATUREL, c'est-à-dire de l'ERVA-
LENTA.

A l'appui de ce que nous venons de dire sur les lavements, nous
rapportons le passage qui suit de l'excellent *Traité du docteur
Barras* (1) :

« Il ne faut point répéter l'emploi des lavements trop souvent,
comme on le fait aujourd'hui, parce que leur fréquence produit
des accidents qui ne sont nullement compensés par l'avantage des
évacuations qu'ils déterminent. En effet, ces évacuations ne sou-
lagent que momentanément, tandis que les coliques flatulentes, les
gonflements abdominaux, la tympanite même, occasionnés par
l'abus des lavements durent plusieurs jours. Ces inconvénients ré-

____

(1) *Traité sur les Gastralgies,* 3e édit., vol. 1er, p. 550.

su.tent surtout des lavements les plus usités, comme ceux à l'eau
tiède, à la graine de lin, etc. ; et ce n'est pas le seul reproche qu'on
puisse leur faire : ils méritent encore celui de n'être que des moyens
palliatifs, et d'entretenir même le mal auquel on veut remédier par
leur emploi ; car il est de fait que, dans les névroses gastriques, les
lavements émollients perpétuent la constipation ; qu'elle devient
d'autant plus difficile à vaincre qu'on en use davantage, et que plus
on en prend, plus on est obligé d'en prendre. Ce que nous disons
ici, je l'ai observé dans une multitude de faits, notamment sur moi-
même. »

En effet, comme par l'usage des lavements la constipation ne
disparaît pas, mais au contraire, devient plus forte (puisque
la disposition des intestins à se resserrer augmente ainsi progressivement), une digestion malsaine s'opère, un chyle impur
s'élabore, un sang morbide se forme, des humeurs mauvaises se
produisent par tout le corps, et une constitution maladive s'établit.
C'est ainsi que le corps éprouve une diminution de ses forces ;
qu'il n'est plus en état de résister efficacement aux attaques des maladies subites, ou de se débarrasser des affections maladives qui ont
pu déjà s'emparer de quelques-unes de ses parties.

De ce bref aperçu des conséquences fâcheuses qui proviennent
de l'usage des lavements, on voit que leur emploi ouvre un chemin
bien large aux maladies, et qu'il mine, en effet, les meilleures et
les plus robustes constitutions. Par la raison que, lorsqu'on emploie des lavements, les excrétions par le foie, les reins, la peau,
les poumons, et par-dessus tout, par le canal intestinal, ne peuvent
plus se faire d'une manière saine, et que le sang ne peut plus se
débarrasser convenablement de ses impuretés, les suites de cet état
doivent être la faiblesse du corps, ou l'obésité ; les affections nerveuses dans les membres, ou une affection nerveuse générale, les
affections du sang, la gastrite, la dysenterie, la fièvre maligne, les
débilités musculaires, les affections paralytiques, ou l'apoplexie ;
enfin la vie, au lieu de s'étendre jusqu'au terme naturel, doit souvent se raccourcir d'un quart, ou peut-être d'un demi-siècle.

CHAPITRE IV.

Idée de son contenu.

Dans ce chapitre, le lecteur voit : — 1° les objections invincibles des doc-
teurs Henry et Requin, contre l'emploi des médecines purgatives dans
les cas de constipation *habituelle;* — 2° qu'il y a, cependant, des cas où
nous ne voudrions pas porter atteinte à l'emploi des purgatifs.

Sur l'emploi *habituel* des médecines purgatives et laxatives dans
les cas de constipation, nous nous contenterons de rapporter ici
quelques autres observations qne fait M. Henry, médecin célèbre,
à Dublin ; et M. Requin, sur les purgatifs, dans son admirable
Thèse pour le concours de matière médicale et de Thérapeutique,
soutenue à la faculté de médecine de Paris, 1839.

« Un dérangement (opiniâtre) dans les fonctions des intestins, tel
que la constipation (habituelle), *ne peut pas* être guéri par des mé
decines purgatives ou laxatives. »   HENRY (1).

« Le soulagement momentané que l'on se procure (en cas de
constipation habituelle) par l'emploi des médecines purgatives ou
laxatives, est acheté au prix de l'*aggravation* et de la *perpétuation*
de la maladie. »   HENRY (2).

« Toute médecine, qu'elle soit appelée purgative ou laxative,
quand elle opère avec assez de force pour conduire à la garde-
robe, et quand elle est employée *habituellement* dans ce but, est
comprise dans les objections que je viens de faire contre les médecines *apéritives.* Le mal consiste dans l'emploi *habituel* d'une
médecine quelconque comme moyen d'aller à la garde-robe, et non
pas dans *une* médecine plutôt que dans une autre. C'est l'*habitude*
de se purger en cas de constipation que je condamne, et non pas
l'agent que l'on emploie pour le faire. »   HENRY (3).

Nous avons reproduit d'autres objections également fortes du
docteur Henry dans le premier chapitre.

---

(1) *Dialogue between a bilious patient and a physician,* p. 12.

(2) Ouvrage cité, p. 12.
(3) Ouvrage cité, p. 17.

« En premier lieu, la purgation peut entraîner subséquemment la constipation, non pas seulement parce qu'elle vide l'intestin et qu'elle en épuise en quelque sorte les sécrétions, et qu'il faut un certain espace de temps pour le retour des conditions physiologiques de l'excrétion alvine ; mais aussi, ce qui est plus grave, parce qu'elle use et émousse, pour ainsi dire, l'excitabilité du tube intestinal, que normalement la seule impression des matières stercorales (c'est-à-dire leur âcreté) doit suffire à mettre en jeu. »

Le docteur Requin (1).

« Lorsqu'au contraire, la constipation est une sorte d'affection chronique, une disposition habituelle, il est bon de dire ici que les purgatifs ne doivent pas, à eux seuls, faire les frais du traitement ; qu'ils doivent même n'être employés qu'avec ménagement, puisque, comme nous l'avons déjà dit, ils tendent à augmenter la paresse intestinale ; ils guérissent le mal momentanément, mais ils ne le préviennent pas pour l'avenir ; ils en favorisent même le retour. Que faut-il donc faire alors ? N'avoir recours aux purgatifs que lorsqu'il y a nécessité, et diriger contre la constipation un ensemble de ressources hygiéniques qu'il n'est pas de mon sujet de détailler ici. »

Requin (2).

En citant les savants auteurs qui précèdent, nous n'avons pas eu, plus qu'eux, l'intention de porter atteinte à l'emploi des purgatifs dans beaucoup de maladies ; par exemple, elles sont souvent, indispensables dans les cas où il y a un danger immédiat, cas où l'on ne peut se confier qu'à des moyens énergiques.

CHAPITRE V.

Idée de son contenu.

Dans ce chapitre, le lecteur voit : — 1° que l'Ervalenta est un moyen NATUREL, simple et agréable contre la constipation habituelle, et qu'elle la détruit *totalement* ; — 2° que cette substance fait fonctionner

---

(1) *Thèse* citée, p 40.   (2) *Thèse* citée, p. 55.

les intestins *journellement*, librement et sainement ; — 3° que l'usage de l'Ervalenta, après quelque temps, devient superflu, les évacuations, par l'effet de son emploi, ayant lieu *spontanément* toutes les vingt-quatre heures ; — 4° que l'Ervalenta est un aliment, une farine nutritive, un produit naturel ; — 5° que cet aliment est plus facile à digérer que tout autre connu : — 6° que par son usage, la DIGESTION la plus pénible devient bientôt *très facile;* qu'en employant cet aliment, la GASTRITE et les GASTRALGIES même très-anciennes se guérissent, et que les personnes devenues FAIBLES et MAIGRES, retrouvent promptement leurs forces primitives : — 7° que les guérisons qui s'opèrent par suite de l'emploi de l'Ervalenta, *ne coûtent rien*, à proprement parler, parce que cette substance, qui est une nourriture par excellence, est déjà bien moins chère, considérée sous le seul point de vue de la nourriture, que presque tout autre aliment, que l'on pourrait prendre dans l'état de maladie ; par conséquent, le malade n'aura pas fait *réellement* le moindre déboursé, pour avoir obtenu par l'intermédiaire de l'Ervalenta, le rétablissement de sa santé ; — 8° que l'Ervalenta convient à tout état de santé, et même à tout état de maladie où la moindre nourriture est permise.

Par les considérations qui précèdent, nous sommes conduits à la conclusion suivante : Si, lorsque les intestins refusent de remplir leurs fonctions naturelles, au lieu d'employer les lavements, ou des médecines purgatives ou laxatives, on réussissait à trouver un MOYEN NATUREL *simple, agréable* et *infaillible* de faire fonctionner les intestins journellement, sainement, librement et *naturellement*, un *aliment*, par exemple, — non-seulement nous éviterions, par son emploi, tous les maux qui suivent celui des lavements et des médecines purgatives et laxatives, mais, encore nous en retirerions tous les avantages qui proviennent de l'action naturelle des intestins, A l'exception de ceux qui reçoivent une constitution mauvaise de leurs parents, nous ne verrions plus de ces enfants délicats et faibles, plus de ces personnes petites et maigres, plus de ces gens flétris si longtemps avant l'âge. Au contraire, les *enfants* deviendraient forts; les *adolescents*, grands et robustes; les *hommes* faits et les *femmes*, sains et vigoureux ; et les *vieillards* rajeuniraient.

Mais les personnes qui devraient sentir le plus de reconnaissance pour une telle découverte, sont celles qui, pendant une portion considérable de leur existence, s'étant trouvées forcées de faire usage de lavements ou de médecines purgatives ou laxatives, ont éprouvé tous les désagréments, les souffrances, les maux qui en étaient les suites inévitables, et que nous n'avons fait que signaler ; — elles seules sauraient estimer une telle découverte à sa juste valeur.

Un Moyen Naturel, simple, agréable et infaillible, tel que nous l'avons décrit, vient *réellement d'être trouvé*. C'est un moyen qui, *sans lavements et sans médecines purgatives*, fait, dans les cas les plus opiniâtres et les plus anciens, fonctionner les intestins journellement, sainement, librement et naturellement ; un moyen qui rend, après quelque temps, même *son propre emploi superflu*, en laissant le canal intestinal dans la possession complète de la faculté de fonctionner *spontanément* et *parfaitement* sous tous les rapports.

Le MOYEN NATUREL, simple, agréable et infaillible qui constitue cette découverte est l'emploi habituel, pour une partie de sa nourriture, de l'ERVALENTA. Les propriétés principales de cette farine sont celles qui suivent :

1° Cette substance, qui remplace *en partie* le pain, *n'a pas comme lui la propriété de constiper les intestins.*

OBSERVATION. Le pain constipe fortement toutes les personnes disposées à la constipation, et à cause de cela, son effet doit être modifié par l'emploi de l'Ervalenta.

2° Les repas préparés avec cet aliment sont très-agréables.

3° L'Ervalenta *préserve* les intestins de la constipation ; par conséquent elle préserve celui qui en fait usage *de la nécessité de faire emploi de lavements* ou de médecines.

4° L'Ervalenta, en en faisant usage pendant une période de temps plus ou moins prolongée suivant la légèreté ou la gravité du cas, rend aux intestins disposés à se resserrer, leur faculté de s'évacuer naturellement, c'est-à-dire, sans faire emploi de l'Ervalenta, ou d'aucun moyen artificiel.

5° l'Ervalenta devient ainsi une sûre garantie contre les *graves et innombrables maladies* auxquelles la constipation conduit rapidement.

6° Elle est plus facile à digérer que tout autre aliment connu pour les estomacs *faibles* et pour ceux qui sont *délabrés* par la *Gastrite,* les *Gastralgies* ou par les *mauvaises digestions.*

7° Par son emploi, la DIGESTION la plus pénible et la plus lente devient bientôt facile et prompte.

8° La GASTRITE et les GASTRALGIES, l'ENTERITE et les ENTERALGIES les plus rebelles et les plus anciennes, se guérissent en peu de temps par l'emploi de l'Ervalenta.

9° Elle ramène promptement *à leurs forces primitives* les personnes devenues faibles, maigres et délicates, *qui avaient cherché vainement à recouvrer leurs forces par tout autre moyen.*

10° Elle réduit l'obésité.

11° Sous le rapport de la dépense, l'Ervalenta, qui s'emploie tout à la fois comme médecine *réellement curative*, et comme nourriture, est moins chère de beaucoup que tous les autres moyens de guérison proposés jusqu'à ce jour.

12° L'Ervalenta s'emploie facilement; elle n'est pas moins convenable aux plus délicats qu'aux plus robustes; elle est adaptée à tout état de santé, et même à tout état de maladie où quelque nourriture est permise; elle est, enfin, applicable aux deux sexes et à tous les âges, depuis l'enfant jusqu'au vieillard.

Ces propriétés extraordinaires de l'Ervalenta sont pleinement constatées par les auteurs des *nombreux certificats, documents, etc.*

CHAPITRE VI.

Idée de son contenu.

Dans ce chapitre, le lecteur voit la manière d'apprêter l'Ervalenta et de s'en servir; et apprend que soixante grammes (*deux onces*), qui ne coûtent que 20 centimes environ, suffisent, dans la plupart des cas, pour le repas d'une seule personne.

Ervalenta au lait.—Pour une seule personne on délaie 60 grammes d'Ervalenta dans un demi-litre de lait. Si cette quantité était trop forte pour l'appétit, on peut en prendre moins. La cuisson sera achevée, lorsque le potage aura bouilli 5 ou 8 minutes. On ajoute du beurre et du sucre, suivant son goût et quelques fois de la *Mélasse dite de la Cochinchine.* Si la personne le préfère, le beurre peut être exclu ; le sel peut aussi remplacer le sucre.

Ervalenta au bouillon gras. — Pour une seule personne, on délaie 90 grammes d'Ervalenta dans trois quarts de litre de bon bouillon gras. Si cette quantité était trop forte pour l'appétit, on peut en prendre moins. La cuisson sera achevée, lorsque le potage aura bouilli 5 ou 8 minutes. Pendant la cuisson on y ajoute du sel, suivant son goût.

NOTA. La manière d'apprêter l'Ervalenta et de s'en servir est la même dans toutes les maladies.

OBSERVATIONS. Trente grammes (une once) d'Ervalenta, coûtent environ 10 centimes.

Un livre d'instructions et de conseils est renfermé dans les paquets d'Ervalenta.

CHAPITRE VII.

Idée de son contenu.

Dans ce chapitre, le lecteur voit : — 1o quelles sont les SEULES personnes qui peuvent espérer un résultat satisfaisant de l'usage de l'Ervalenta ; — 2o que l'Ervalenta n'est qu'un aliment tout simplement, et *nullement* une médecine ; — 3o que c'est à cause de sa nature *essentiellement* alimentaire et *anti-médicinale* qu'elle est *lente* à produire son effet évacuatif, tandis que la médecine produit le sien *précipitamment ;* — 4o que c'est cette différence qui fait que l'Ervalenta guérit et que la médecine aggrave si souvent les maladies ; — 5o que la médecine purgative, par son action *prompte, précipitée, impétueuse,* entretient, par exemple, la constipation, la digestion pénible, la gastrite et tant d'autres maladies, tandis que l'Ervalenta, par son action *bénigne, calme, infiniment douce* sur les organes, guérit ces mêmes maladies.

Les personnes qui peuvent prétendre à un résultat satisfaisant sur les évacuations alvines au moyen de l'Ervalenta, sont celles, *seulement,* qui en font un usage régulier tous les jours à déjeuner et à souper, *pendant un laps de temps* plus ou moins grand, suivant la gravité du cas, c'est-à-dire, jusqu'à ce que les intestins commencent à fonctionner journellement, librement, sainement et naturellement, *sans avoir recours à l'Ervalenta.* On comprendra aisément qu'il doive en être ainsi, si l'on se rappelle que l'Ervalenta n'est qu'un aliment, et nullement une médecine. C'est même à cause de sa nature essentiellement alimentaire et *anti-médicinale,* que l'on ne s'aperçoit pas de son effet avant le troisième ou peut-être le cinquième jour de son emploi, et même quelquefois, dans les cas rebelles et qui datent de loin, pas avant le dixième jour. L'Ervalenta est donc lente à produire son effet évacuatif, tandis que la médecine produit le sien précipitamment. Voilà justement la raison qui fait, comme nous allons le voir, que la première *guérit* et que la dernière *aggrave* si souvent les maladies.

La médecine purgative, par son action prompte, précipitée, impétueuse, fait *toujours* violence à l'estomac et aux intestins, les irrite, les fatigue et épuise leurs forces. C'est pour cette raison que les soulagements que l'on en obtient ne sont que passagers, que la constipation augmente en intensité; que la digestion pénible, la Gastrite et tant d'autres maladies, qui doivent à la constipation leur existence ou leur opiniâtreté, s'aggravent.

— Au contraire, l'action de l'Ervalenta sur ces organes est, de toute nécessité, *toujours infiniment douce*, et pour cela, *naturelle.* Ainsi, cette action étant graduelle et lente, elle ne pousse, ne force, ne précipite jamais la nature. C'est à cette *bénigne* et *calme* manière d'agir que sont dues les guérisons extraordinaires qu'elle opère.

Nous nous sommes arrêtés sur la nécessité de persévérer dans l'emploi, de l'Ervalenta, deux fois par jour, parce que, 1° sans cela, on obtiendrait rarement un résultat satisfaisant, et 2° parce que plusieurs personnes, ayant attendu de l'Ervalenta un effet presque aussi subit que celui produit par la médecine purgative, l'avaient abandonnée *à tort,* pour recourir de nouveau aux lavements; — ce moyen funeste, qui ruine la santé avec une *rapidité plus grande encore* que la médecine elle-même, comme nous l'avons déjà fait voir à la page 19.

C'est en suivant ce conseil, de persévérer dans l'emploi de l'Ervalenta, que tant de personnes, depuis les classes les plus hautes jus-qu'aux plus inférieures, à Paris et en province, se sont procuré la guérison qu'elles avaient cherchée en vain par toute autre voie ; que tant de personnes, les plus recommandables parmi toutes ces classes, ont été à même, par la suite, *après vingt années et plus* de souffran-ces, de nous envoyer des documents qui attestent leur guérison, non seulement de la constipation et de la digestion pénible, mais aussi de la gastrite, de la paralysie, et de tant d'autres maladies graves.

CHAPITRE VIII.

Idée de son contenu.

Dans ce chapitre, le lecteur voit l'utilité de l'Ervalenta pour ceux qui digèrent avec beaucoup de difficulté, à cause de la grande faiblesse de l'estomac. —Les personnes ayant l'estomac faible, sont priées, dans ce chapitre, de constater concurremment avec l'efficacité de l'Ervalenta, la valeur des substances que l'on voit préconisées si fréquemment dans les annonces des journaux, comme étant très-nutritives et fort salutaires pour tous ceux qui ont les organes de la digestion faibles ; ainsi, elles *vérifieront*, qu'au lieu de soutenir la comparaison, ces substances sont, au contraire, pres-que toujours *difficiles* à digérer, *peu* nutritives, et qu'elles produisent sou-vent la constipation *la plus difficile* à détruire.

Parmi les nombreuses substances proposées dans ces derniers temps, comme aliments éminemment convenables aux personnes qui ont l'estomac faible ou délabré par de mauvaises digestions, ou par la gastrite, ou par des gastralgies, quoique ces substances soient quelquefois revêtues des brevets des gouvernements et approuvées par les Académies de médecine, — outre que pour la plupart elles sont très-chères, — nous n'en connaissons pas une qui possède les propriétés qu'on lui prête. Au contraire, on trouve souvent qu'elles sont difficiles à digérer et peu nutritives, et qu'elles produisent fréquemment la constipation, même la plus difficile à détruire.

Pour ces raisons, au lieu de nous arrêter longtemps pour proclamer que l'Ervalenta est une nourriture qui ramène promptement à leurs forces primitives les estomacs faibles et malades, — nous prions les personnes qui ont fait emploi des substances dont nous venons de parler, souvent même pendant de nombreuses années, de faire essai de l'Ervalenta, durant quelques semaines seulement. Nous sommes certains de recevoir d'elles ce témoignage, que les avantages qu'elles auront obtenus de cette substance, dans ce court espace de temps, sont immensément plus grands que ceux qu'elles ont retirés de ces autres aliments, pendant tant d'années.

Il n'est pas difficile de comprendre comment l'Ervalenta rétablit, plus promptement que tout autre aliment, les estomacs délabrés, dans toute l'énergie de leurs fonctions; c'est 1° que cette substance est plus facile à digérer *que toute autre ;* 2° qu'elle rétablit promptement les intestins dans leur état normal, en les faisant fonctionner journellement, librement, sainement et naturellement. Or, aussitôt ce résultat obtenu, la faiblesse et le délabrement de l'estomac ne tardent jamais longtemps à se guérir.

OBSERVATION. Sur la propriété que possède réellement l'Ervalenta de rendre, en peu de temps, la digestion facile et prompte, lorsqu'elle était auparavant pénible et lente, on pourra lire le témoignage des auteurs des *certificats, documents, etc.*

CHAPITRE IX.

Efficacité de l'Ervalenta pour rétablir promptement, dans leurs forces primitives, les personnes devenues faibles, maigres et délicates.

Employée pour cet objet, l'Ervalenta n'est pas moins puissante que quand on s'en sert contre la constipation. On verra facilement comment il arrive qu'elle possède cette propriété réparatrice, en lisant les chapitres V, VII, VIII, X, XI, XIV et les *certificats, documents, etc.*

CHAPITRE X.

Idée de son contenu.

Dans ce chapitre, le lecteur voit les effets *extraordinaires* de l'Ervalenta sur les personnes qui se trouvent même dans l'état de santé. Il voit, par exemple : — 1o que l'usage de l'Ervalenta ajoute de la force à la vue et à l'ouïe ; — 2o qu'il rétablit le sommeil réparateur ; — 3o qu'il fortifie la mémoire ; — 4o qu'il donne de l'aptitude dans l'étude et dans les affaires ; — 5o qu'il produit la gaîté de l'esprit et le sentiment de la jeunesse ; — 6o qu'il communique un mieux dans tout l'être, et — 7o qu'en un mot, il procure une jouissance plus complète de toutes les facultés du corps et de l'âme.

L'utilité de l'Ervalenta dans l'état de santé intéresse une très-grande partie de la société, car elle *produit promptement une augmentation extraordinaire des forces du corps et de la vigueur de l'âme.* Ses bons effets, sous ce rapport, sont infiniment supérieurs à ceux que produit toute autre nourriture, quand elle exclut l'Ervalenta.

Après s'en être nourri en partie, pendant quelques semaines, on se trouve mieux dans tout son être. On remarque que l'on n'a jamais si parfaitement su ce que c'était qu'un sommeil délicieux et réparateur durant la nuit ; ce que c'était que d'être complètement éveillé pendant le jour ; ce que c'était que la force du corps, la vigueur de l'âme, la gaîté de l'esprit et le sentiment de la jeunesse, si ce n'est peut-être dans la jeunesse même ; on remarque aussi que l'on n'a jamais si parfaitement connu ce que c'était que la puissance de la mémoire, l'aptitude dans les affaires, la sagacité et la pénétration dans l'étude, enfin, ce que c'était qu'une jouissance complète *de toutes ses facultés. La vue, l'ouïe, etc.,* acquièrent même un degré de *finesse* qu'on ne connaissait pas quand on se nourrissait seulement des aliments ordinaires. En éprouvant cette amélioration de tout son être , on est frappé de *ce fait, que l'on n'a jamais si parfaitement su ce que c'était que la VIE.*

Il était facile ici d'expliquer ces effets extraordinaires, mais d'après tout ce qui a précédé, il nous semble qu'il serait superflu pour nous de le faire, parce que le lecteur le fera aisément par ses propres réflexions.

CHAPITRE XI.

Idée de son contenu.

Dans ce chapitre, le lecteur voit plusieurs faits d'une haute importance, relativement à l'éducation physique des *enfants à la mamelle* et de ceux au-dessous de *deux ans ;* et parmi d'autres, que quand l'enfant est nourri en partie d'Ervalenta, au lieu d'être si souvent malade, il possède presque toujours une vigoureuse santé, qu'il se développe rapidement, que le travail de la dentition est beaucoup moins laborieux, que le sevrage lui fait souffrir bien moins, que la force musculaire et les proportions symétriques distinguent son corps, et que l'intelligence et la gaîté ornent son esprit.

Par suite de l'examen d'un grand nombre de statistiques de mortalité, Buffon a établi que tout ce que les parents peuvent raisonnablement espérer relativement à la durée de la vie d'un enfant qui vient de naître, c'est qu'il survivra à sa naissance *huit* années et pas davantage; parce que, s'il y a beaucoup d'enfants qui vivent plus longtemps, il y en a aussi un nombre également grand qui n'atteignent pas même ce petit nombre d'années, ce qui réduit le tout à une moyenne proportionnelle de huit ans seulement. D'où vient cette mortalité effrayante des enfants? Principalement du genre d'aliment dont ils sont nourris. La base des repas de la nourrice qui allaite l'enfant, est le pain et d'autres préparations de froment. Le blé, donc, est non-seulement la base de la nourriture qu'on lui donne, mais aussi celle des parties constituantes du lait qu'il tire de sa nourrice. Toute mère sait que la qualité de son lait est modifiée, au plus haut degré, par les substances qu'elle prend pour nourriture et pour boisson. Est-ce donc avec le froment, qui est aujourd'hui reconnu pour être la cause de maladies graves chez un nombre immense d'adultes de chaque sexe, et particulièrement chez les vieillards, que l'on peut espérer de nourrir avec impunité les enfants à la mamelle ?

Dans les guérisons extraordinaires et nombreuses qui ont été opérées au moyen de l'Ervalenta, on avait bientôt reconnu, dans presque tous les cas, avant de pouvoir obtenir de cette substance aucun résultat marqué, la nécessité de s'abstenir plus ou moins, pendant quelques temps, de la nourriture provenant du blé.

La raison est que la nourriture de froment est, d'abord de sa propre nature, et ensuite à cause de la grande quantité que chacun en consomme, de tous nos aliments, celui que nous digérons le plus difficilement. Même la digestion *stomachale* de cet aliment est difficile chez la plupart des personnes qui ne sont pas habituées à un grand exercice du corps ; mais la digestion *intestinale* chez ces mêmes personnes, est tellement difficile, que dans beaucoup de cas, elle est *impossible* ; c'est cette difficulté ou cette impossibilité de digérer le froment *par les intestins*, qui est la cause principale de l'existence de la constipation, de la nécessité des lavements, des médecines purgatives, et qui est l'origine du plus grand nombre des maladies des personnes de tout âge.

L'Ervalenta remplace en totalité ou en partie, non-seulement le pain, mais aussi tout autre genre de nourriture obtenue du froment, et son usage n'est accompagné d'aucune des conséquences fâcheuses qui suivent si souvent l'emploi des préparations de blé.

Le pain et les autres préparations de froment font une nourriture excellente pour les personnes d'une santé vigoureuse, et même pour les enfants aussi, quand leur corps a acquis un peu de force ; mais quand l'adulte souffre et quand l'enfant est faible, le blé devrait former dans la nourriture de l'un et de l'autre, une partie moins considérable. Cependant, nous ne voudrions défendre totalement la nourriture de froment, soit pour l'enfant, soit pour sa nourrice, qu'en cas de maladie. Lorsqu'ils sont assez bien portants, nous désirerions réduire l'emploi du blé jusqu'à la moitié, et nous remplacerions l'autre moitié par des préparations de l'Ervalenta ; ce serait alors, et alors seulement, que l'on trouverait que le *tarif* fourni par Buffon de la mortalité des enfants, ne serait pas correct.

Que la nourrice entretienne donc deux fois par jour les forces de l'enfant, et les siennes propres à cause de l'enfant, par des repas d'Ervalenta. Ainsi, au lieu d'être si souvent malade, l'un et l'autre posséderont presque toujours une vigoureuse santé; l'enfant se développera rapidement; le travail de la dentition sera peu laborieux, le sevrage ne lui coûtera que quelques larmes ; la force musculaire et les proportions symétriques distingueront son corps, et l'intelligence et la gaîté orneront son esprit. Ainsi, relativement à l'enfant, la félicité et la joie remplaceront les larmes et la misère, et les parents, qui avaient jusqu'alors imaginé que pleurer et faire des lamentations étaient l'apanage de la plus tendre jeunesse, se réjouiront en reconnaissant pour la première fois, que la nature, même à cet âge si tendre de notre existence, n'a pas été cruelle, mais prodigue de bienfaisance, lorsque ses lois, relativement aux organes digestifs, ne sont pas contrariées par une nourriture qui ne convient pas.

CHAPITRE XII.

Idée de son contenu.

Ici l'Ervalenta est envisagée comme un moyen *constant* pour guérir *les maladies en général*. Dans ce chapitre, le lecteur voit, par exemple, ces deux faits, — 1° que *la maladie provient de l'état morbide des intestins ;* — 2° qu'*en guérissant le dérangement des intestins, soit la constipation, soit la diarrhée, toute autre maladie se guérit en général d'elle-même, et en peu de temps ;* — 3° il voit de plus, que cette doctrine si précieuse et si remarquable par sa simplicité est appuyée par de nombreux passages provenant des écrits des médecins *célèbres* suivants : Abernéthy, James Hamilton, Cabanis, Hallé, Hoffman, Portal, Broussais; et aussi par le professeur Eberle, Charles Turner Cooke, Scudamore, Requin, Marcq, Signoret, Guibert, Hopkins; — 4° que de pareils passages se trou-

vent dans les écrits de Dessault, Richter, Schmucker, Fischer, Scarpa,
Andouillé, Bertrand, Cheston, Gondret, Lafisse, de Blainville, le
Roy-Pelgas, Todd, Clark, Lebau, Klein, Lavolly; — 5° qu'une foule de
passages pareils se trouvent dans les anciens écrits d'Hippocrate, de
Celse et de Galien, aussi bien que dans les livres des grands maîtres en
médecine des temps comparativement récents, tels que Sydenham, Cullen, Huxham, Brown, Baglivi, Morgagni, Tissot, Haller, Stahl, Stoll; —
6° que cette même doctrine est celle de l'hygiénisme de la Grande-Bretagne; — 7° il voit *comment* il arrive que le rétablissement des intestins
est suivi de la guérison des autres maladies; et, — 8° qu'il suit, comme
conséquence *rigoureuse* de cette doctrine, que l'Ervalenta, qui guérit les
dérangements des intestins, *doit nécessairement guérir aussi les maladies en général*. Ce fait, d'une importance *infinie*, est d'ailleurs confir-
mé par les documents, les certificats, etc.

---

1. La *santé* du corps provient en général de l'état *sain* des intestins.

2. En général les *maladies* proviennent de l'état *morbide* de ces
viscères.

OBSERVATION I. En géneral, l'état des intestins est *sain*, quand les
évacuations alvines sont libres, journalières, et ont lieu sans
l'emploi de lavement ou de médecine.

OBSERVATION II. L'état des intestins est *morbide*, quand la personne souffre de la diarrhée (dévoiement), ou de la constipation, et, dans ce dernier cas, fait emploi de lavement ou de
médecine.

OBSERVATION III. Comme c'est cette disposition morbide des
intestins produisant la constipation qui constitue le dérangement ordinaire de ces viscères, et rarement en comparaison celle qui cause la diarrhée, nous ne parlerons plus que
de la première. Cependant il est convenable d'observer que
l'Ervalenta guérit la diarrhée aussi bien que la constipation,
comme on le verra dans plusieurs des *Documents*. Cet effet,
opposé en apparence, tout médecin éclairé l'expliquera sans
difficulté.

3. On ne réussira pas, en général, à se guérir d'une maladie quelconque par *aucun* moyen, s'il y a constipation, sans guérir d'abord

la constipation, et ensuite cette disposition morbide des intestins qui
la produit; ou ce qui est à peu près la même chose, si une amélioration de la maladie avait lieu, elle ne serait que très-passagère, si
l'on n'était pas guéri de la constipation qui l'accompagne, et de
l'état morbide des intestins qui cause cette dernière affection.

4. En guérissant la constipation et la disposition morbide des
intestins qui la produit, toutes les maladies se guérissent, en général, parfaitement d'elles-mêmes, en peu de temps, et même dans
les cas où, auparavant, elles avaient résisté à *tous* les moyens de
guérison qui semblaient plus directs.

Ces principes du traitement des maladies, même des maladies
opposées, principes à la fois si précieux et si remarquables par leur
simplicité, ne sont pas nouveaux, comme nous allons le voir.
Abernéthy, médecin éminent de Londres, mort il y a quelques années, les connaissait, et, en les utilisant à une époque où ils n'étaient
pas assez observées par ses confrères, il a acquis une célébrité qui
s'étendait sur toute la Grande-Bretagne par les guérisons extraordinaires qu'il a opérées. (*Voir* la doctrine remarquable d'Abernéthy,
rapportées dans le premier chapitre.)

Abernéthy enseignait « qu'il est très-rare que l'on ait une maladie,
de quelque espèce et de quelque nature que ce soit, sans que les
intestins soient de suite affectés plus ou moins gravement; qu'aussitôt que les intestins deviennent malades, la maladie originelle devient plus grave; que la maladie originelle étant devenue plus grave,
les intestins empirent, et ainsi de suite, — l'un agissant continuellement sur l'autre par une action réciproque. »

« Le dérangement des fonctions des intestins, dit Abernéthy,
peut produire, dans le système nerveux, une diminution des fonctions du cerveau, même jusqu'à occasionner l'apoplexie ou l'hémi-
plégie (*paralysie qui n'affecte qu'une moitié du corps*), ou un état
d'excitation qui cause le délire; il peut produire l'inactivité nerveuse partielle et l'insensibilité, ou l'état opposé, d'irritation et de

douleur ; il peut produire, dans le système musculaire, la faiblesse, les tremblements et la paralysie, ou les affections contraires de spasme ou de convulsion ; il peut produire la fièvre en dérangeant l'action du système sanguin, et causer des maladies locales diverses au moyen de l'irritation nerveuse qu'il occasionne, et par la faiblesse qui est la suite d'une maladie nerveuse ou de la chylification imparfaite. Les affections de toutes les parties qui ont une continuité de surface avec les intestins, tels que l'estomac, la gorge, la bouche, les lèvres, la peau, les yeux, le nez, les oreilles, peuvent aussi être causées ou augmentées par le dérangement des fonctions des intestins (1). »

Abernéthy dit encore : « En corrigeant les dérangements évidents dans l'état des intestins, des maladies existant dans les autres parties du corps, et qui avaient repoussé toute tentative de guérison dirigée directement contre elles, ont été promptement guéries, et le malade a reconnu qu'un changement si favorable et si complet avait eu lieu dans sa santé, qu'il en était lui-même véritablement étonné (2). »

James Hamilton, célèbre médecin écossais, a démontré la portée infinie de ces principes, par les guérisons extraordinaires qu'il a obtenues dans l'hôpital royal d'Édimbourg ; guérisons qu'on a eu soin de constater dans un *registre* commençant à l'année 1796 (3).

Charles Turner Cooke, médecin anglais, est pénétré des mêmes convictions, et dans son ouvrage déjà cité, il fait voir à chaque page le succès que l'on doit attendre de l'application de ces principes à toutes, ou à presque toutes les maladies du corps humain. (*Voir* le passage transcrit dans le premier chapitre.)

Cabanis, un des médecins les plus célèbres de France, comme nous avons vu dans le passage rapporté de lui dans notre premier chapitre, *attribuait toutes les maladies au dérangement des intestins,* et par conséquent leur guérison au rétablissement de ces viscères.

---

(1) Abernéthy, *On the Treatment of local Diseases, Constitutional Origin and* ses, p. 70.

(2) Ouvrage cité, p. 22.
(3) Hamilton (James), *On Purgative Medicines.*

« Broussais a démontré, dit le docteur Lavolly (1), que la plupart des maladies internes ont leur siége primitif dans l'irritation des membranes de l'estomac et des intestins. De là sont venues, dit-il, les dénominations de *gastrite* et de *gastro-enterite*, que tout le monde connaît. »

En parlant de l'influence du dérangement des organes digestifs dans la production de fièvre, le professeur Eberle dit : « Que cette citadelle du système animal (les organes digestifs) ne fasse que languir, et les ennemis de la santé humaine attaqueront promptement la garde avancée, et feront une facile conquête du tout (2). »

Le professeur Eberle s'exprime comme il suit dans une autre occasion : — « La membrane muqueuse de l'estomac et du canal intestinal étant très-exposée à l'action des causes irritantes, est beaucoup plus souvent le siége d'irritation que toute autre structure du système, et elle est, presque invariablement, dans un état de dérangement dans toutes les maladies générales (3). »

Les ouvrages des médecins qui précèdent, ne sont pas les seuls dans lesquels on trouve les mêmes principes professés. Au contraire, il est difficile de rencontrer aucun auteur médical, depuis Hippocrate jusqu'à nos jours, qui ait écrit sur des matières qui ont rapport à cette question, où l'on ne trouve les mêmes principes plus ou moins profondément tracés.

« Un fait fondamental en pathologie, dit M. Guibert (4), c'est que la plupart des maladies, par infection miasmatique, portent leur action sur le canal alimentaire, et c'est sans doute cette vérité que voulaient exprimer les ANCIENS *lorsqu'ils disaient que le canal intestinal attire le poison fébrile.* »

« Il n'y a pas de rhumatismes aiguës sans irritation plus ou moins forte des voies digestives. »   MARCQ (5).

Écoutons encore ce que dit un praticien célèbre, dont les vues

---

(1) *Traité d'Hygiène, p.* 21.

(2) *Eberle's Treatise on the Practice of Medicine.*

Philadelphia, 4th éd., vol. 1, p. 41.

(3) Ouvrage cité, p. 35.

(4) *Essai sur les Emis-*sions sanguines et les Eva-cuants, 1840, p. 118.

(5) *De l'action des Emé-tiques et des Purgatifs sur l'économie animale, p.* 157.

générales ont devancé les règles pratiques des auteurs plus modernes :

« Quelques différentes que paraissent les maladies entre elles,
soit par leurs symptômes, soit par leur siége, il existe, entre un
grand nombre d'elles, cette analogie, que si vous comparez les traitements employés par les plus habiles praticiens, conseillés par les
auteurs les plus justement fameux, couronnés des succès les moins
équivoques, vous les trouverez tellement établis sur une même
base (*le dérangement des intestins*), tellement dirigés par une même
méthode (*la guérison de ce dérangement*), que vous croirez lire un
seul et même traitement, ou le traitement d'une seule maladie, di-
versifié suivant le degré du mal, les circonstances et la constitution
dès malades. »   HALLÉ (1).

Citons encore quelques auteurs :

« La seule médication rationnelle, est celle qui est dirigée sur le
tube digestif. »   SIGNORET (2).

« Si l'on établissait la *classification* des maladies chroniques sur
le mode le plus heureux de traitement (*la guérison du dérangement
des intestins*), les travaux des nosologistes (*auteurs médicaux qui s'occupent de la classification des maladies*) se réduiraient presque à
rien. »   SCUDAMORE (3).

« Quand on est en état de résoudre promptement les obstruc-
tions et de rétablir les excrétions dans les commencements des maladies, ou avant qu'elles commencent, on l'est de prévenir très-avan-
tageusement de très-grands maux et le danger qui menace la vie. »
                                                  HOFFMANN (4).

« Il y a peu de maladies chroniques, de fièvres, de trouble dans
les digestions, de coliques, de flatuosités, de jaunisses, de vomisse-
ments et de diarrhées, de mélænæ, d'œdématies et d'hydropisies
qu'il n'y ait d'*engorgements* dans les *viscères du bas-ventre....* »
                                                    PORTAL (5).

---

(1) *Mémoires de la So-
ciété royale de Médecine
de Paris,* pour 1786.
(2) *Considérations gé-*
*nérales sur l'état de la
Médecine,* p. 100.
(3) *Traité de la Goutte.*
(4) *Médecine raisonnée,*
t. v, p. 212.
(5) *Maladies du foie,* p. 45.

« La dépravation (*l'affaiblissement*) des sens, tire très-souvent son origine de la même cause et réclame le même traitement. Je citerai l'amaurose (*cécité produite par la paralysie de la rétine ou nerf optique*) ; la surdité dont la source a été indiquée par Hippocrate même, et une affection analogue du tact que j'ai vue promptement céder à l'emploi des évacuants convenables. » HOPKINS (1).

« Dans le cours de toutes les maladies aiguës et chroniques, les praticiens de tous les temps se sont accordés à regarder comme une condition essentielle du traitement, le soin d'entretenir la liberté du ventre. »   REQUIN (2).

« L'appareil abdominal est au corps ce que le balancier est à la pendule ; si le balancier fait ses oscillations parfaitement, le mouvement de toutes les roues de cette pièce d'horlogerie se fait parfaitement aussi : de même, si l'appareil abdominal fonctionne parfaitement, la dépendance respective de toutes les parties du mécanisme du corps est (peut-être sans exception d'un seul cas), en état parfait ; tous les organes du corps sont en santé ; et tous ses systèmes d'organisation remplissent parfaitement leur destination. »   WARTON.

Sans offrir la transcription de passages de ce genre autres que ceux que nous venons de mettre sous les yeux, et ceux transcrits dans le premier et le deuxième chapitres, nous renvoyons nos lecteurs à d'autres passages dans les auteurs suivants : Cabanis (3), Charles Turner Cooke (4), Hallé (5), Dessault (6), Richter (7), Schmucker (8), Fischer (9), Scarpa (10), Andouillé (11), Bertrand (12), Cheston (13), Gondret (14), Lafisse (15), de Blain-

---

(1) *Considérations sur les Purgatifs*, p. 10.

(2) *Thèse* citée, p. 53.

(3) *Rapports du physique et du moral de l'Homme*.

(4) *Observations sur la graine de moutarde blanche. Passim*.

(5) Réflexions dans les Mémoires de la Société royale de Médecine de Paris, pour l'année 1806, p. 310.

(6) *L'Origine de l'Erysipèle*.

(7) Chirur. Biblioth., liv. VIII, p. 538.

(8) *D'autres maladies occasionnées par les maladies des intestins*.

(9) *Observations sur l'état de la médecine en Angleterre*.

(10) *Les affections intestinales , causes d'autres maladies*.

(11) Mémoires de l'Académie de Chirurgie, t. III, p. 506.

(12) Mémoires de l'Académie de Chirurgie, t. III, p. 484.

(13) *Pathological Observations*.

(14) *Mémoire concernant les effets de la pression atmosphérique sur le corps de l'homme*, p. 3, 1819.

(15) Préface de la traduction de Hamilton, *On Purgative Medicines*.

ville (1), Le Roy-Pelgas (2), Signoret (3). Todd (4), Clark (5), Lebau (6), Klein (7), Lavolley (8), Eberle (9), etc., etc.

Les écrits d'Hippocrate, de Celse, et de Galien, aussi bien que ceux des grands maîtres en médecine des temps comparativement récents, tels que Sydenham, Cullen, Huxham, Brown, Baglivi, Morgagny, Tissot, Haller, Stahl, Stoll, jusqu'à Broussais même de nos jours, fournissent une foule de passages dans lesquels les maladies en général sont attribuées aux affections des intestins, et qui nous font voir que leur opinion sur cette question, dans toute son étendue, était à peu près identique avec celle des auteurs qui viennent de nous fournir les passages rapportés.

La doctrine soutenue par toutes les autorités convoquées dans ce chapitre est même la doctrine capitale et fondamentale de l'hygiénisme de la Grande-Bretagne, doctrine qui s'y propage depuis bien des années, et qui y compte actuellement un très-grand nombre de partisans.

Enfin, nous pouvons renvoyer le lecteur, pour la confirmation des principes contenus dans ce chapitre, aux médecins et autres auteurs des *certificats, documents, etc.*

C'est ici qu'il est à propos de rendre compte de quelle manière les résultats vraiment remarquables qui font l'objet de ce chapitre, s'opèrent à mesure que les intestins sont rétablis dans toute l'énergie de leurs fonctions. La médecine nous enseigne que *les fonctions digestives, en se rétablissant dans toute leur énergie, augmentent proportionnellement la somme des forces vitales.* Les forces vitales obtiennent ainsi *l'avantage* dans la lutte qu'il y a constamment entre elles et les forces générales ou physiques ; car dans de pareilles circonstances, « *celles-ci*, comme dit bien M. Lafisse,

---

(1) *Principes d'Anatomie comparée.*

(2) *Médecine curative complète. Passim.*

(3) *Considérations générales sur l'état de la Médecine. Passim.*

(4) Article « *Indigestion* » dans l'*Encyclopédia of Practical Medicine. Passim.*

(5) *Traité de la Consomption pulmonaire. Passim.*

(6) *Traduction* du *Traité* précédent du docteur Clark.

(7) *Médecin interprète de la nature.*

(8) *Manuel d'Hygiène.*

(9) *Treatise on the Practice of Medicine.* 2 vols. Philadelphia.

ne ralentissent aucune des fonctions (des forces vitales) *dont la réunion constitue la vie.* » Ainsi les maladies et les faiblesses diminuent aussitôt d'intensité, et la santé et les forces prennent de l'accroissement, jusqu'à ce qu'elles dominent. Sous peu, leur domination est suivie de l'extinction totale de toute maladie et de toute faiblesse.

OBSERVATION. — Les *forces générales ou physiques* sont celles par lesquelles les molécules anciennes, qui ne contiennent plus de *principes vitaux*, sont *déportées* continuellement du corps ; comme il se fait par les excrétions de la peau, des poumons et des reins, et surtout par les évacuations alvines. Les *forces vitales*, au contraire, sont celles par lesquelles les nouvelles molécules, *contenant des principes vitaux*, sont *apportées* continuellement au corps, comme il se fait par la nutrition et par l'inspiration, pour remplacer les molécules anciennes éliminées du corps par les forces générales ou physiques.

Il suit donc que tout ce qu'il y a à faire pour obtenir les résultats promis dans ce chapitre, *c'est de rétablir les fonctions digestives dans toute leur énergie.* Et il est évident qu'on peut obtenir cet effet si on peut rétablir *l'estomac* dans toutes ses forces normales. Or, on peut rétablir l'estomac dans toutes ses forces normales, si l'on peut ramener les *intestins* à un état tel qu'ils fonctionnent journellement, librement, sainement et naturellement. Et nous avons vu que, par le moyen de l'Ervalenta, on peut les ramener à un tel état.

CHAPITRE XIII.

Idée de son contenu.

Dans ce chapitre, le lecteur voit qu'il y a quatre faits établis par le chapitre précédent, qui concernent intimement ; — 1º tout malade quelle que soit sa maladie ; — 2º toute personne âgée qui est accablée prématurément d'infirmités ; — 3º tous ceux qui s'occupent sérieusement de se préserver des maladies, et — 4º toutes les personnes qui désirent donner à leur vie toute l'étendue qui est dans les conditions de la nature humaine.

Le *premier fait* établi par le chapitre précédent est que, lorsque quelqu'un est *malade, quelle que soit la maladie,* soit aiguë, soit chronique, les intestins sont, presque sans exception de cas, dérangés, et, par conséquent, irréguliers dans leur action ; ou, ce qui revient au même, qu'ils ne procurent pas à la personne des évacuations, *journalières, libres, saines et naturelles,* et qu'en rétablissant les intestins dans un état tel qu'ils fonctionnent *journellement, librement, sainement* et *naturellement,* on réussira, en général, *par ce seul moyen,* à guérir parfaitement la maladie quelle qu'elle soit, et qu'en général, on ne réussira pas à la guérir, ou que très-imparfaitement, *par aucun autre moyen.*

OBSERVATION. — Par les évacuations *naturelles*, nous entendons celles qui ont lieu sans emploi de lavements ou de médecines.

Le *second fait* établi par le chapitre précédent est que, lorsque les *personnes âgées sont accablées prématurément d'infirmités,* leurs intestins, sont d'ordinaire, trop lents dans leur action, ou plus ou moins dérangés ; et qu'en réussissant à faire fonctionner ces viscères sainement, librement et naturellement, on réussira, en général, à rétablir la santé délabrée de ces personnes, et par ce moyen, *à prolonger considérablement leurs jours.*

Le *troisième fait* établi par le chapitre précédent est qu'en général, pour *se préserver des maladies,* on n'a qu'à conserver les intestins dans un état tel qu'ils fonctionnent, journellement, librement, sainement et naturellement ; et qu'en général, en négligeant de conserver les intestins dans un tel état, on ne réussira pas à échapper aux attaques des maladies souvent *les plus graves.*

Le *quatrième fait* établi par le chapitre précédent est qu'en général, pour *donner à la vie toute l'étendue qui est dans les conditions de la nature humaine,* il suffit de conserver les intestins dans un état tel qu'ils fonctionnent journellement, librement, sainement et naturellement; et qu'en général, en négligeant de conserver les intestins dans un tel état, on n'échappera, par aucun moyen, à la mort prématurée, qui, par suite de cette négligence, est le sort de presque tous les hommes.

CHAPITRE XIV.

Idée de son contenu.

Dans ce chapitre, le lecteur voit: — 1° l'importance de l'Ervalenta sous le rapport des quatre faits du dernier chapitre; — 2° que quand la maladie est aiguë et que le malade emploie l'Ervalenta, il traverse les phases morbides avec moins de souffrance et avec moins de danger qu'en prenant tel autre aliment que ce soit; — 3° que la période parcourue par beaucoup de maladies est *fortement abrégée*, quand le malade emploie l'Ervalenta; — 4° que la période de la convalescence est, aussi, par la même alimentation, réduite fréquemment à *beaucoup moins que la moitié* de sa durée ordinaire; — 5° que l'*unique* raison qui fait que les personnes âgées mangent peu, n'ont pas de forces, sont prématurément très-infirmes, c'est la constipation fixe; — 6° que par conséquent, donner à ces personnes la liberté du ventre, c'est les délivrer de leurs infirmités; — 7° que la constipation fixe n'est pas une affection naturelle aux vieillards, mais entièrement accidentelle; — 8° il voit quelle est la cause de sa naissance chez eux et de sa persistance; — 9° que l'usage de l'Ervalenta est le seul moyen de la détruire; — 10° qu'en détruisant la constipation fixe, et en prévenant son retour, les vieillards demeureront dans l'état de santé; — 11° que mourir bien des années prématurément par suite de la constipation fixe, c'est le sort de la *plupart* des personnes âgées, parce que cette affection engendre des maladies graves, et précipite les infirmités de la vieillesse; mais qu'aujourd'hui, le vieillard, par suite de la découverte des propriétés de l'Ervalenta, peut détruire chez lui la constipation, et ainsi empêcher le raccourcissement de ses jours.

1. Importance de l'Ervalenta sous le rapport du *premier fait* du chapitre précédent : savoir, *le moyen de guérir les maladies.*

Si la maladie est *aiguë*, et que quelque nourriture soit permise, le malade, lorsqu'il est nourri avec l'Ervalenta, traverse les phases de la maladie avec moins de souffrances, avec moins de danger, et revient plus vite à ses forces primitives que quand il est nourri avec un autre aliment quel qu'il soit. La raison en est : 1° que cette matière se digère avec une facilité infiniment plus grande que les autres aliments : et 2° qu'elle procure au malade des évacuations alvines *spontanées*, ce qui est, quand l'Ervalenta est écartée, en bien des cas, excessivement difficile, quel que soit le moyen que l'on prenne. A cause de la facile digestion de cette substance et de son goût agréable, le malade l'aime aussi presque toujours mieux que tout autre nourriture. Il est bien permis de dire encore qu'en employant l'Ervalenta, la période ordinaire que beaucoup de maladies parcourent est *fortement* abrégée, et que celle de la convalescence est réduite à la moitié et souvent à beaucoup moins. Ces faits démontrent que l'Ervalenta est analeptique dans un très-haut degré, et que, par cette propriété, elle devient médicamenteuse (*curative*) par son usage, comme tout bon régime bien approprié à la nature de la maladie.

Si la maladie est *chronique*, l'Ervalenta a une importance encore plus grande, parce qu'il n'y a rien qui puisse jamais empêcher le malade de s'en servir. Nous avons déjà reconnu qu'en cas de maladie, ce qui importe par-dessus tout, c'est de soumettre les intestins à un *heureux* traitement. Or, l'Ervalenta seule présente le moyen de le faire, — nous disons *seule* parce que, si elle est écartée, il faut recourir à l'emploi *habituel* des lavements ou des purgatifs, car il ne reste pas d'autres moyens de les traiter ; et nous avons vu que l'un et l'autre de ces moyens aggravent le mal. Par l'emploi de l'Ervalenta, le résultat est tout opposé : le dérangement des intestins disparaît par degrés, et dans la même proportion, la maladie chronique aussi. Par ce moyen, on guérit la gastrite, par exemple, lorsque tout autre mode de traitement demeure sans effet.

2. Importance de l'Ervalenta sous le rapport du *deuxième fait* du chapitre précédent, savoir : *le moyen de rétablir dans un état*

de santé comparativement vigoureux, des personnes âgées accablées prématurément d'infirmités.

Si les personnes qui commencent à vieillir sont si souvent accablées d'infirmités avant l'âge où elles pourraient s'y attendre, ce n'est, à peu d'exceptions près, que parce que le ventre a cessé d'être libre : donc, donner à ces personnes la liberté du ventre, c'est les délivrer de leurs infirmités.

Avoir le ventre constipé, est très-fréquemment le sort des personnes avancées en âge ; mais il ne faut pas croire que cela soit pour elles un mal *inévitable*, car il y a beaucoup de vieillards qui ont le ventre libre. Le ventre des personnes âgées n'est pas constipé parce qu'elles mangent peu, mais parce que, à quelque époque passée, elles sont devenues constipées par quelque accident et qu'elles ont permis à la constipation de devenir *fixe*. Ce malheur, une fois arrivé, l'emploi habituel des lavements ou des purgatifs ne fait que l'empirer comme nous avons vu dans les chapitres III et IV ; c'est leur effet à tout âge, et encore davantage dans la vieillesse. L'unique raison pour laquelle les personnes âgées mangent peu, n'ont pas de forces, et sont prématurément très-infirmes, c'est la *constipation fixe*. Donc pour les ramener à un état de santé et de vigueur comparative, il faut trouver un moyen de vaincre chez elles la *disposition* qu'a le ventre à se resserrer, et cela sans l'emploi habituel de lavements ou de purgatifs. Or, par l'emploi de l'Ervalenta on obtient cet effet, et c'est le *seul* moyen connu pour l'obtenir. L'importance de l'Ervalenta pour le vieillard est donc au-delà de toute appréciation.

3. Importance de l'Ervalenta sous le rapport du *troisième fait* du chapitre précédent, savoir : *le moyen de se préserver des maladies.*

D'après tout ce qui a précédé, il est clair qu'aussi longtemps que l'on évite de devenir la victime de la constipation fixe, on évitera les maladies ; et qu'à un âge un peu avancé, au lieu d'être, comme d'ordinaire, prématurément accablé d'infirmités, on aura avec la santé, les forces d'une personne *bien plus jeune*. L'emploi de l'Ervalenta, qui est le seul moyen d'éloigner la constipation fixe, sans l'emploi continuel des lavemens ou des purgatifs, est aussi, par cela même, le seul moyen de se préserver des maladies.

4. Importance de l'Ervalenta sous le rapport du *quatrième fait* du chapitre précédent, savoir : *le moyen de donner à la vie toute l'étendue qui est dans les conditions de la nature humaine.*

Il est évident que l'on peut empêcher le raccourcissement de la vie, si l'on peut se préserver des maladies et des infirmités prématurées de la vieillesse. Or, comme par l'emploi de l'Ervalenta on peut éloigner la constipation fixe, on peut se préserver des maladies et des infirmités prématurées.

Mourir bien des années prématurément par suite de la constipation fixe, *c'est le sort de la plupart des personnes âgées.* Et sans vaincre cette disposition du ventre, il ne peut pas en être autrement, car la constipation finit par enlever à l'estomac toutes ses forces pour digérer quelque aliment que ce soit. Dans un tel état de choses, les forces de tout le corps s'en vont nécessairement, et la personne meurt. Cependant, il est bien certain que le vieillard peut éviter cette mort prématurée, s'il peut échapper à la constipation fixe. Or, c'est précisément l'effet qu'il obtient au moyen de l'Ervalenta.

CHAPITRE XV.

Idée de son contenu.

Dans ce chapitre, le lecteur voit : — 1º les moyens de s'assurer si ses intestins sont dans un état sain ; — 2º que si ses intestins sont dans un état malsain et dérangé, et qu'il permette à cet état de continuer indéfiniment, il arrivera plus tard, à coup sûr (peut-être à un moment peu éloigné), qu'il sera frappé de quelque maladie grave, telle qu'un embarras intestinal dangereux, la gastrite, l'entérite, l'hypocondrie, le squirrhe du foie, les palpitations, la rétention d'urine, la fièvre maligne, le rhumatisme, la goutte, l'hydropisie, les convulsions, l'épilepsie, la phthisie, la consomption pulmonaire, la paralysie, l'apoplexie, etc, etc. ; — 3º qu'il y a un grand nombre de personnes qui, sans le soupçonner, ont les intestins dans un état malsain et dérangé ; — 4º il voit quels sont les moyens par lesquels

ces personnes peuvent s'assurer si leurs intestins sont en bon ou mauvais état ; et, par conséquent, si l'usage de l'Ervalenta pourait être efficace pour ramener ces visccées à leur état normal ; — 5o il voit que pour
acquérir *indubitablement* cette connaissance, des moyens sont indiqués qui
sont aussi infaillibles que l'est le thermomètre pour enseigner le degré de
température, que l'est la pendule pour indiquer l'heure ; 6o que ne pas se
sentir malade est loin d'être une garantie que les intestins ne sont pas en
mauvais état ; — 7o il voit pourquoi tant de personnes se trouvent malades
ou fréquemment indisposées, à un âge peu avancé ; — 8o pourquoi un si grand
nombre meurt vingt ans, ou peut être même un demi-siècle, avant qu'elles
n'auraient dû s'y attendre ; et — 9o que si le conseil que nous donnons était
suivi, toutes, à peu d'exceptions près, arriveraient à une extrême vieillesse
sans jamais, ou presque jamais, avoir été malades.

Beaucoup de personnes qui ne le soupçonnent pas, ont les intestins dans un état plus ou moins grand de dérangement.

De ce nombre sont ceux qui, le matin en se levant, ont la
langue chargée, ou l'haleine forte.

De ce nombre se trouvent aussi ceux qui éprouvent des aigreurs
sur l'estomac, qui n'ont que peu ou point d'appétit, qui éprouvent
un sentiment de pesanteur et d'oppression après avoir mangé, des
douleurs passagères et légères dans la région de l'estomac, un sentiment de plénitude dans cet organe, des douleurs de côté, une débilité générale, une digestion difficile, des étourdissements, des
flatuosités offensantes, quelque difficulté d'uriner, les membres extrêmement sensibles au froid, des nausées, des affections nerveuses,
de l'oppression, des rapports de vents après les repas, des rêves op-
pressifs, une impossibilité de dormir, un sommeil non réparateur,
des tremblements, des affections de sang.

De ce nombre se trouvent aussi ceux qui ont la fièvre, la courte
haleine, un mal de tête fréquent, le pouls faible et fréquent, le
rhumatisme, une toux, des tumeurs sur le corps, des éruptions
cutanées, des vents sur l'estomac, la vue faible et l'ouïe dure avant
l'âge où ces infirmités se font ordinairement sentir ; des éblouisse-

ments, la vue troublée passagèrement et accompagné d'une suspension momentanée de la connaissance intérieure.

De ce nombre se trouvent ceux chez qui l'anxiété et la langueur sont peintes sur le visage ; chez qui un amaigrissement général et progressif se fait apercevoir ; chez qui les crampes et les spasmes se font sentir ; chez qui le sommeil est souvent interrompu, que les moindres bruits troublent ; chez qui la sérénité de l'esprit est dérangée par des bagatelles, ou habituellement interrompue ; chez qui les selles sont d'une *couleur* et d'une fétidité qui ne sont pas naturelles, en quantité *trop petite* ou *trop grande*, ou formées de matières *visiblement différentes* l'une de l'autre ; chez qui les selles n'ont pas lieu régulièrement une fois par jour, ou chez qui elles sont plus fréquentes qu'une fois par jour ; ou chez qui elles n'ont lieu qu'au moyen de lavements ou de médecines ; chez qui elles sont dures, liquides ou fétides, ou ne sont pas moulées suivant la forme cylindrique des intestins ; chez qui le vent par le bas est offensif, ou chez qui les urines sont *épaisses*, *troubles*, *pâles*, *trop* ou *trop peu abondantes*.

OBSERVATION. « Les selles, dit le docteur Besuchet, dans l'état de parfaite santé et de bonne digestion, doivent avoir fort peu d'odeur. »

De ce nombre se trouvent encore ceux qui sont très-souvent indisposés ; ceux qui sont fréquemment dans l'état d'abattement ; ceux qui le matin, en se levant, ne se trouvent pas rafraîchis ; ceux qui sont sensibles à la moindre fatigue ; ceux qui dorment beaucoup, ou qui ont une disposition à dormir qu'il leur est difficile de dompter.

De ce nombre se trouvent encore ceux dont les dents se carient facilement, qui souffrent souvent du mal de dents, ou qui éprouvent un suintement putride des dents.

Enfin, de ce nombre se trouvent les femmes qui souffrent de pertes, de suppressions et de rétentions.

Les personnes affectées de l'une ou de l'autre des manières que nous venons d'énumérer, feraient usage de l'Ervalenta avec un singulier avantage.

Il y a plusieurs des maladies précédentes dont il n'est peut-être pas toujours aisé de savoir si l'on en est atteint ou non. Dans ce cas, il sera toujours *très-facile* de juger du véritable état des intestins en constatant attentivement *l'état de la langue et de l'haleine, le matin en se levant, ainsi que l'état des selles et des urines.* Si, le matin en se levant, on a la langue chargée ou l'haleine forte, ou si, à l'égard des matières excrémentitielles ou des urines, on constate les indications dont nous avons parlé ci-dessus, *elles sont plus sûres que toutes les autres.* Ces moyens si simples pour s'assurer si les intestins sont en bon ou mauvais état, sont *aussi infaillibles* que l'est le thermomètre pour enseigner le degré de température, que l'est la *pendule pour indiquer l'heure.*

On dira probablement : « *Mais je ne me sens pas malade, comment se fait-il que je le sois à mon insu?* » Lorsque l'estomac est affecté, s'en aperçoit-on toujours? Lorsque les intestins sont habituellement constipés pendant plusieurs jours de suite, en éprouve-t-on toujours quelque malaise? Lorsque le foie ne sécrète pas assez de bile, ou que ses sécrétions sont viciées, se sent-on nécessairement malade? Si, pourtant de tels dérangements n'étaient pas promptement arrêtés, ils seraient suivis de maladies sévères.

Donc, après avoir constaté l'état de ses intestins au moyen des indications données ci-dessus, si l'on trouvait que ces organes sont dérangés, que l'on y porte remède sans délai, autrement on sera frappé plus tard, peut-être à un moment qui n'est pas éloigné, de quelque maladie grave, tel qu'un embarras intestinal dangereux, la gastrite, l'entérite, l'hypocondrie, le squirrhe du foie, les palpitations, la rétention d'urine, la fièvre maligne, le rhumatisme, la goutte, l'hydropisie, les convulsions, l'épilepsie, la phthisie ou la consomption pulmonaire, la paralysie, l'apoplexie, etc.

C'est parce qu'on néglige de s'assurer, par les moyens indiqués, de l'état de ses intestins, que tant de personnes des deux sexes se trouvent souvent malades dans un âge peu avancé, et fréquemment même lorsqu'elles sont encore jeunes; que tant de personnes *meurent* vingt ans, cinquante ans et plus, avant qu'elles n'eussent dû s'y attendre. **Si chacun donnait tous les jours une sérieuse attention à l'état de ses intestins, on verrait bientôt que le nombre des malades** *serait considérablement diminué;* **que ceux qui sont d'un** *âge peu avancé,* **et encore moins ceux qui sont** *jeunes,* **ne seraient pas si souvent emportés par la mort; que les familles ne seraient pas si fréquemment déchirées par la douleur de perdre ceux qu'elles auraient pu espérer conserver encore bien des années; et quoique les rangs de la mort, par la suite, devraient nécessairement se remplir dans la même proportion que par le passé, ce serait au moins par des** *vieillards* **qui auraient passé la vie dans la plénitude de la santé, et qui seraient morts** *sans presque jamais avoir été malades.*

CHAPITRE XVI.

Idée de son contenu.

Dans ce chapitre, le lecteur voit NEUF AFFIRMATIONS SOLENNELLES de notre part relativement à l'Ervalenta; par exemple: — 1º qu'elle possède la propriété *de détruire totalement* la constipation; — 2º qu'elle guérit la DIGESTION pénible, la GASTRITE et l'ENTÉRITE, les GASTRALGIES et les ENTÉRALGIES et la PLUPART DES AUTRES MALADIES, soit chroniques, soit aiguës, dont les *viscères abdominaux,* y compris le foie, sont si souvent affectés; — 3º que l'Ervalenta n'est autre chose qu'une farine alimentaire tout *pure,* qui ne contient aucune drogue ni autre substance nuisible mêlée avec elle, fait qui a été CERTIFIÉ par l'habile chimiste CHEVALIER, qui fut nommé par le Ministère Public pour faire l'analyse de l'Ervalenta à l'occasion du procès intenté récemment contre nous, d'abord en Police correctionnelle, et ensuite devant la Cour royale de Paris; — 4º que l'Ervalenta peut être donnée comme nourriture, même aux petits enfants et aux femmes les plus délicates; — 5º que nous pouvons déclarer que, d'après les résultats obtenus par suite de la grande quantité d'expériences que l'on en a faites, l'Ervalenta est la plus saine et la plus bienfaisante de toutes les substances alimentaires connues.

1º Nous affirmons solennellement et nous garantissons que l'Ervalenta possède la propriété que nous lui attribuons, savoir, de détruire totalement la Constipation habituelle.

2° Nous affirmons solennellement et nous garantissons que l'Ervalenta possède la propriété (si l'on continue convenablement son emploi et si l'on évite les causes qui conduisent à une rechute), de détruire la *Disposition* des intestins à devenir constipés.

3° Nous affirmons solennellement et nous garantissons, que la DIGESTION pénible, simple ou compliquée, légère ou violente, est guérie avec succès par l'usage de l'Ervalenta, lorsque même toute autre méthode de traitement n'apporte pas au malade le moindre soulagement.

4° Nous affirmons solennellement et nous garantissons que la GASTRITE chronique et l'ENTÉRITE chronique, les GASTRALGIES et les ENTÉRALGIES sont guéries avec succès par l'usage de l'Ervalenta, lors même que ces maladies communes, mais redoutables, ont résisté à tout autre moyen de guérison que la sience médicale a pu suggérer.

5° Nous affirmons solennellement et nous garantissons que la plupart des autres maladies, soit chroniques, soit aiguës, dont les viscères abdominaux, y compris le foie, sont si souvent affectés, et qui résistent avec tant d'opiniâtreté aux traitements divers ordonnés jusqu'à ce moment dans ces cas, cèdent à l'effet curatif de l'Ervalenta.

6° Nous affirmons solennellement et nous garantissons que l'Ervalenta n'est autre chose qu'une farine alimentaire *purement et simplement*.

7° Nous affirmons, en conséquence solennellement, et nous garantissons qu'aucune matière médicale, ni substance nuisible quelconque, n'est mêlée avec l'Ervalenta. Aussi faisons-nous appel à la chimie pour attester la vérité de nos paroles ; car, par l'analyse, cette science constatera que l'Ervalenta est telle que nous le disons.

OBSERVATION. Cette analyse a déjà été faite à Rheims, à Caen, à Angers, à Genève, etc., etc., et, NOTOIREMENT à Paris, à l'occasion du procès intenté contre nous dans cette ville. Le Ministère Public nomma, comme expert, l'habile chimiste CHEVALIER pour l'analyser. Le résultat fut, *la confirmation pleine et entière* des deux affirmations solennelles qui précèdent, —affirmations que nous avions faites depuis longtemps dans plusieurs éditions de notre Traité sur la Constipation ; car M. Chevalier certifia, « *que l'Ervalenta ne contient rien qui puisse, par accident, faire le moindre mal à personne ; et, qu'en effet, elle n'est autre chose qu'une farine alimentaire* »

8° Nous affirmons solennellement et nous garantissons que l'Ervalenta peut être donnée comme nourriture, même aux petits enfants ; et que les femmes les plus délicates peuvent en faire leurs repas sans qu'elles en éprouvent la moindre incommodité, soit dans l'estomac, soit dans les intestins, soit ailleurs.

9° Nous affirmons solennellement que d'après les propriétés singulièrement bienfaisantes, reconnues généralement dans l'Ervalenta, et le nombre immense d'expériences que l'on en a faites dans toute la France et à l'étranger, nous nous croyons en droit de déclarer, *qu'elle est la plus saine et la plus bienfaisante* de toutes les substances alimentaires connues, et particulièrement pour toutes les personnes qui ne sont pas dans un état de santé parfaite.

CHAPITRE XVII.

Idée de son contenu.

Prédiction sur l'avenir de la médecine. Point de guérison de la maladie sans une ANIMALISATION *saine et parfaite* des substances que nous prenons pour nous nourrir ; point d'animalisation saine et parfaite de ces substances aussi longtemps que l'appareil abdominal reste plus ou moins dérangé par la maladie, et, à cause de cela, incapable d'exécuter ses fonctions de digestion, d'évacuation, etc., parfaitement et sainement ; point de guérison du dérangement de l'appareil abdominal, que par l'Ervalenta.

1° Vu que *le cœur, les poumons, le cerveau, les vaisseaux sanguins, les nerfs, les muscles, les yeux, les oreilles, l'organe de l'odorat, le sens du goût, celui du toucher, le système lymphatique, les exhalants cutanés, et les autres organes et systèmes d'organisation du corps humain,* ne peuvent *pas* conserver leur organisation, s'ils ne continuent pas d'être nourris par l'appareil alimentaire, c'est-à-dire par l'estomac et les intestins ;

2° Vu qu'aucun de ces organes ni de ces systèmes d'organisation ne peut exécuter ses fonctions à lui propres, de *la manière parfaite* qui est indispensable à son but, si la nutrition qu'il reçoit de l'appareil alimentaire est insuffisante, trop faible, ou malsaine ;

3° Vu que la nutrition que ces organes et que ces systèmes d'organisation reçoivent, *ne peut être*, ni suffisante, ni assez forte, ni saine, si l'estomac et les intestins ne peuvent pas exécuter *leurs propres* fonctions d'une manière parfaite et saine, ce qui arrive quand ces dernières viscères sont malades ;

4° Vu qu'il est pleinement constaté par les *certificats, documents,* etc.; que nous mettons sous les yeux, que l'Ervalenta guérit avec un complet succès l'estomac et les intestins, dans les cas de maladies que nous avons exposés dans nos cinq premières Affirmations Solennelles, — cas qui d'ordinaire offrent la résistance la plus opiniâtre à toute autre manière de les traiter ;

NOUS PRÉDISONS sans crainte d'être *confondu* par l'événement :

1° Que les médecins eux-mêmes à une période de temps PEU ÉLOIGNÉE, reconnaîtront généralement dans l'Ervalenta, les propriétés *les plus puissantes* pour guérir presque toutes (*si non absolument toutes*) les maladies des viscères abdominaux ;

2° Vu la dépendance où *le système nerveux, les organes respiratoires, le système sanguin, les structures fibreuses et musculaires, les exhalants cutanés, les organes pour la séparation des substances récrémentitieuses, le système lymphatique et les autres organes et systèmes du corps humain, desquels les fonctions indispensables à la vie dépendent,* se trouvent de l'estomac et des intestins, NOUS PRÉDISONS avec une hardiesse égale, que les médecins, à un moment qui n'est pas moins proche, ordonneront généralement que l'Ervalenta soit employée sur le tube alimentaire, non pas pour guérir *purement et simplement* le dérangement de cet appareil, mais plutôt dans le but de pouvoir guérir indirectement par cette voie, et par ce moyen, *les maladies des organes et systèmes d'organisation que nous venons de nommer.*

NOUS PRÉDISONS également, *comme conséquences ;*

1° Qu'en employant l'Ervalenta de la manière susdite, les médecins confieront *en toute sécurité à la nature seule,* le soin de plusieurs des maladies de ces organes et systèmes d'organisation déjà nommés, qu'en général, jusqu'à ce moment, *ni l'art, ni la nature* n'ont réussi à guérir ;

2° Que l'emploi de l'Ervalenta rendra bientôt comparativement simple la condition actuelle de l'art médical, si excessivement compliqué, même pour ses adeptes ;

3° Que ledit emploi de l'Ervalenta délivrera, dans un bref délai, cet art d'une grande partie de *l'incertitude* sur laquelle il repose encore relativement à *la pratique.*

En effet, il est de toute évidence que *la santé* dépend de la parfaite ANIMALISATION des substances que nous prenons pour nous nourrir ; et *la maladie*, de l'imparfaite animalisation de ces mêmes substances.

OBSERVATION. Par *animalisation* nous voulons dire la conversion dans *notre propre* substance des aliments que nous prenons.

Or, comme il est démontrable que l'animalisation de ces substances est très-imparfaite et malsaine, lorsque l'appareil abdominal est plus ou moins dérangé par la maladie, et, à cause de cela, incapable d'exécuter ses fonctions de digestion, d'évacuation, etc., parfaitement et sainement, — il suit, comme conséquence rigoureuse, que l'on ne peut obtenir la guérison des maladies d'aucun des nombreux organes et systèmes d'organisation du corps humain, jusqu'à ce que l'appareil abdominal soit rétabli dans un état de santé tel qu'il puisse exécuter parfaitement et sainement toutes ses fonctions de digestion, d'évacuation, etc.

Pourtant, nous avons vu que l'appareil abdominal ne peut être conduit à exécuter ses fonctions de digestion, d'évacuation, etc., parfaitement et sainement, ni par les lavements, ni par la médecine purgative, et qu'il ne reste pas d'autre moyen que l'emploi de l'Ervalenta pour opérer un tel rétablissement. L'Ervalenta étant donc le seul moyen de rétablir cet appareil dans un état sain et parfait, est le seul moyen aussi d'obtenir une animalisation saine et parfaite des substances que nous prenons pour nous nourrir, et par conséquent le seul moyen de nous procurer une parfaite guérison des maladies de nos organes et de nos systèmes d'organisation, qui sont tous, soutenus comme nous l'avons reconnu plus haut, par l'animalisation des substances que nous prenons pour nous nourrir.

Les médecins philosophes ont toujours dû être persuadés (et les moyens que nous venons d'indiquer mettront tout malade à même de le constater), que l'Être-Suprême n'a pas démontré plus de puissance et d'intelligence dans la construction des organes et des systèmes d'organisation du corps humain, que de SIMPLICITÉ dans les moyens par lesquels ils sont susceptibles d'être rétablis dans leur état normal, lorsqu'ils deviennent malades ou dérangés.

CHAPITRE XVIII.

Idée de son contenu.

Dans ce chapitre, le lecteur voit qu'il y aura avantage à consulter son médecin *avant* de faire emploi de l'Ervalenta.

Sur tout ce qui est susceptible d'améliorer sa santé, comme sur tout ce qui pourrait lui nuire, il est bon de consulter son médecin.

S'il n'est pas aussi nécessaire de suivre le premier de ces préceptes que le second, il n'en est pas moins vrai qu'il est toujours utile.

Pour ce qui a rapport à sa santé, on ne doit pas négliger les conseils de son médecin; on doit, au contraire, lui donner toute sa confiance. Il importe d'accueillir, de s'empresser d'exécuter ce qu'il prescrit, et d'y persévérer. Quand on obéit à ses prescriptions, la santé généralement en ressent bientôt l'effet. Les encouragements de notre médecin nous soutiennent : aux simples modifications qu'il indique dans les remèdes que nous prenons, nous sommes souvent redevables de tout le bien que nous en retirons; et les accessoires qu'il suggère fréquemment pour arriver à une augmentation ou à une diminution de l'effet déjà obtenu, sont autant de moyens qui conduisent non-seulement à un plus prompt, mais aussi à un meilleur résultat.

Lorsque, dans ce qui a rapport à sa santé, on suit ses propres idées, on chancelle à chaque pas; on est ébranlé par le moindre événement qui trompe l'attente, et souvent même on s'arrête. Ainsi, faute du courage et de la persévérance que les conseils de son médecin n'auraient pas manqué d'inspirer, on ne se procure qu'une légère amélioration, là où l'on aurait souvent obtenu une complète et prompte guérison.

On dira : Si l'on était sage, on pourrait se dispenser des soins d un médecin, quand il n'est question que d'employer un moyen de guérison aussi simple que celui de l'Ervalenta. C'est vrai, mais l'on n'est pas toujours sage, surtout en ce qui concerne son propre gouvernement. La sagesse, donc, nous enseigne, dans le cas actuel, à nous prendre pour ce que nous savons que nous sommes réellement, et non pas pour ce qu'il faudrait que nous fussions, pour pouvoir agir sagement.

Il pourrait arriver que le médecin ne connût pas l'Ervalenta; quand ce cas se présentera, il sera important de mettre le *Précis* de ce Traité et le *Traité* même entre ses mains; et quand il aura eu le temps suffisant pour en faire lecture réfléchie, de demander ses conseils et de *les suivre*.

Aujourd'hui, au moyen de l'Ervalenta, cette classe *innombrable* œ personnes qui souffrent d'une constipation fixe, et des maladies qui en sont la suite, et que la médecine, faute d'un agent convenable, a été, dans la grande majorité des cas, tout-à-fait impuissante à guérir, — cette classe, disons-nous, doit augmenter prodigieusement le nombre immense de ceux à qui le médecin a su depuis long-temps rendre la santé et la vie, ce qui sera pour lui comme pour nous, le sujet de la plus douce satisfaction, comme ce sera nécessairement pour les malades eux-mêmes la cause d'un bien-être inconnu auparavant.

(COPIE VÉRIDIQUE.)

SÉRIE DE DOCUMENTS

CONSISTANT EN

CERTIFICATS, ATTESTATIONS, TÉMOIGNAGES ET DÉCLARATIONS.

☞ *Nous avons fait précéder chaque document d'un sommaire des cas dont la guérison y est consignée.*

N° 1.

CERTIFICAT LÉGALISÉ DE M. T. P. J. BARRAS, DOCTEUR EN MÉDECINE DE LA FACULTÉ DE PARIS.

[Chevalier de l'Ordre Royal de la Légion-d'Honneur, membre de l'Académie Royale de Médecine de Suède, de la Société médicale d'émulation et de plusieurs autres Sociétés savantes; médecin honoraire des prisons et du bureau de charité du 11ᵉ arrondissement; auteur du *Traité sur les Gastralgies et les Entéralgies et maladies nerveuses de l'estomac et des intestins.*]

PLUSIEURS CAS DIFFÉRENTS.

Je soussigné, docteur en médecine, chevalier de la Légion-d'Honneur, certifie que plusieurs malades, auxquels j'ai conseillé l'usage de l'Ervalenta de M. Warton, s'en sont très-bien trouvés. J'atteste, en outre, qu'il n'est point à ma connaissance, que cette substance alimentaire et médicinale ait fait du mal à quelqu'un, et que je la crois incapable de nuire.

En foi de quoi, j'ai délivré le présent pour rendre hommage à la vérité et servir à qui de droit.

Signé BARRAS, docteur-médecin.

Paris, rue St-Lazare, n° 55, le 30 juin 1843.

Vu pour attestation de la signature de M. le docteur Barras, apposée ci-dessus.

Paris, le 30 juin 1843.

Le commissaire de police, signé WOLFF.

Sur papier timbré, scellé du sceau du commissariat.

[NOTA. Ce certificat a été présenté par M. le docteur Barras à l'occasion de notre procès devant la Cour Royale de Paris, par suite de l'action intentée contre nous par le Ministère Public. *Le journal du* COMMERCE, *8 juillet 1843, dans son compte rendu dudit jugement, rapporte ce certificat.*]

N° 2.

CERTIFICAT DE M. A. CLAISSE, DOCTEUR EN MÉDECINE DE LA FACULTÉ DE PARIS.

(PLUSIEURS CAS DIFFÉRENTS.)

Je soussigné, médecin, domicilié à Saint-Valérien, arrondissement de Sens ; certifie avoir conseillé l'usage de l'Ervalenta de M. Warton, à plusieurs personnes affectées de constipation habituelle par suite d'affections chroniques des voies digestives ; et j'affirme n'en avoir retiré que de très-bons effets.

J'ai rédigé le présent pour rendre hommage à la vérité.

Paris, ce 30 juin 1843.

Signé A. CLAISSE.

[NOTA. Ce certificat a été présenté par M. le docteur Claisse à l'occasion de notre procès devant la Cour Royale de Paris.]

N° 3.

TÉMOIGNAGE DE M. J. JACQUIN, DOCTEUR EN MÉDECINE
DE LA FACULTÉ DE PARIS.

(PLUSIEURS CAS DIFFÉRENTS.)

(Extrait du Journal des Débats, du 2 juillet 1842.)

Quand un aliment simple, d'un goût agréable, d'une digestion
facile, encore inconnu dans l'Occident, devient, par un usage suffisant, un remède capable de vaincre une affection aussi grave que la
constipation rebelle, il est du devoir du médecin qui a eu l'occasion
d'en faire une fréquente application pendant sa longue pratique
dans différentes provinces de l'empire Ottoman, où cette maladie est
d'autant plus opiniâtre, qu'elle est occasionnée par l'habitude de
l'opium, de faire connaître aux médecins, ses collègues, ainsi qu'aux
personnes sous l'influence de cette diathèse perturbatrice et dangereuse, tous les avantages que l'on peut retirer d'un tel aliment, soit
comme agent thérapeutique, soit comme moyen hygiénique, ce
puissant auxiliaire de **toute** médication bien appropriée.

C'est donc avec plaisir que nous signalons l'heureuse idée que
M. Warton de Paris, rue Richelieu, 68, a eue d'importer dans nos
contrées l'Ervalenta, et de consigner dans un opuscule toutes les
vertus de la fécule de cette plante africaine, avec son meilleur mode
d'administration. Nous lui en savons d'autant plus de gré, que,
grâce à lui, nous avons pu constater par des expériences réitérées :
1° qu'ici, comme en Orient, les résultats obtenus ont été des plus
satisfaisants ; et 2° qu'indépendamment de la faculté de dominer la
constipation la plus invétérée, l'Ervalenta, lorsque son usage est assez
continué, fait disparaître, pour toujours, les causes occasionnelles
de cette affection.

Et, comme dans la plupart des maladies, le désordre des voies
digestives en précède la manifestation, et devient souvent même la

source de leur élément, il est facile pour tout médecin éclairé, de prévoir le rôle important que l'Ervalenta est appelée à jouer, administrée avant ou pendant la phase morbifique.

Toujours disposé à seconder toute découverte utile à l'art, et dans l'intérêt de l'humanité, nous nous offrons de donner sur les propriétés de cette plante exotique, dont l'innocuité est certaine, tous les renseignements que l'on pourrait désirer, soit verbalement, soit par écrit.

Signé **J. JACQUIN,**

Médecin, ancien Chirurgien des Armées et des Hôpitaux militaires.

N° 6, rue d'Amboise, à Paris

N° 4.

TÉMOIGNAGE DE M. L. HUSSON, DOCTEUR EN MÉDECINE DE LA FACULTÉ DE PARIS.

(PLUSIEURS CAS DIFFÉRENTS.)

Monsieur Marie peut savoir que madame F...., tante de madame L.... fait usage de l'Ervalenta, d'après mon conseil, et qu'elle s'en trouve bien.

Je ne lui en avais parlé que d'après plusieurs expériences faites sur d'autres clients, consenties par eux et dont plusieurs personnes du monde m'avaient donné l'idée, parce qu'elles-mêmes m'assuraient retirer de l'avantage de l'emploi de cette farine.

Je l'ai goûtée et je l'ai examinée, superficiellement il est vrai ; mais d'après son goût et ses effets, je la regarde non pas comme un médicament, mais comme un aliment qui possède une propriété laxative, qu'on doit quelquefois aider de moyens relâchants, en boisson, ou en aliments.

L'oseille n'est pas une drogue, et elle est laxative.

Les épinards aussi.

Le coing, les nèflés ne sont pas des médicaments, et ils constipent.

Pourquoi une fécule ne serait-elle pas laxative ? Le pain de munition l'est extrêmement.

Mᵉ Marie pourra s'aider de ces réflexions dans son plaidoyer.

Signé L. HUSSON.

Paris, rue Richelieu, nᵒ 45, 30 janvier 1843.

[NOTA. Ce témoignage a été envoyé par M. le docteur Husson à la Cour au moment du plaidoyer de notre avocat, Mᵉ Marie, membre de la Chambre des Députés, et lui a été adressé personnellement. *Le journal du* COMMERCE *du 8 juillet 1843, dans son compte rendu dudit jugememt, rapporte ce témoignage.*]

Nᵒ 5.

TÉMOIGNAGE DE M. L. PETRON, DOCTEUR EN MÉDECINE DE LA FACULTÉ DE PARIS.

(DEUX CAS DIFFÉRENTS.)

M. WARTON, rue Richelieu, nᵒ 68, à Paris.

Monsieur, ayant eu l'occasion d'apprécier la double propriété nutritive et laxative de votre fécule africaine, l'Ervalenta, je l'ai conseillée à un de mes malades, qui s'en est fort bien trouvé ; je suis désireux de l'essayer chez une personne de ma famille, sujette à une constipation habituelle depuis de nombreuses années. Votre notice indique que vous en procurez un paquet gratis aux médecins qui désirent la soumettre à la voie de l'expérimentation : si c'était un effet de votre obligeance, je recevrais votre offre avec reconnaissance, et je m'empresserais de propager à l'avenir dans mon pays une découverte aussi utile.

Recevez l'assurance de mes sentiments distingués, votre serviteur tout dévoué,

Signé L. PETRON,
Docteur-médecin de la Faculté de Paris.

A Lisieux (Calvados), rue d'Orbec, 22 mars 1842.

N° 6.

TÉMOIGNAGE DE M. H. TWEFFORD, DOCTEUR EN MÉDECINE DE LA FACULTÉ DE STRASBOURG.

(DEUX CAS DIFFÉRENTS.)

M. WARTON, rue Richelieu, n° 68, à Paris.

Monsieur, deux dames du pays où je pratique, ont fait venir par mon conseil de l'Ervalenta, dont elles se sont bien trouvées. Encouragé par cet essai, je viens vous prier de m'envoyer par le roulage accéléré trois paquets de cette substance.

Dans le cas où je continuerais à en être satisfait, j'en répandrai l'usage autour de moi.

J'ai l'honneur de vous saluer,

Signé   H. TWEFFORD fils, *Docteur en médecine.*

Montbelliard (Doubs), 4 juillet 1843.

N° 7.

TÉMOIGNAGE DE M. DELAROCQUE, DE ROUEN, DOCTEUR EN MÉDECINE DE LA FACULTÉ DE PARIS.

(UN CAS REMARQUABLE.)

[NOTA. C'est une guérison extraordinaire et éclatante opérée par M. Delarocque, au moyen de l'Ervalenta, sur le fils de M. Foucault-Desnos, négociant, à Flers (Orne). Nous n'avons pas reçu ce témoignage directement de M. le docteur Delarocque lui-même, n'ayant pas l'honneur d'être connu de lui, mais bien de M. Foucault-Desnos, dans l'attestation remarquable que nous avons insérée dans cette série sous le n° 21.]

N° 8.

TÉMOIGNAGE DE M. DIEULAFOY, DE TOULOUSE, DOCTEUR EN MÉDECINE DE LA FACULTÉ DE MONTPELLIER.

(PLUSIEURS CAS DIFFÉRENTS.)

[NOTA. Ce témoignage consiste dans plusieurs cas différents de succès obtenus par M. le docteur Dieulafoy au moyen de l'Ervalenta. Nous n'avons pas reçu ce témoignage directement de M. le docteur Dieulafoy lui-même, n'ayant pas l'honneur d'être connu de lui, mais de M. le comte de Ferrabouc, à Toulouse, dans l'attestation remarquable que nous avons insérée dans cette série sous le n° 36.]

N° 9.

TÉMOIGNAGE DE M. SICOT, DOCTEUR EN MÉDECINE DE LA FACULTÉ DE PARIS.

(GUÉRI PAR L'USAGE DE L'ERVALENTA.)

[NOTA. Ce témoignage consiste dans *la guérison extraordinaire de ce médecin lui-même au moyen de l'Ervalenta.* Nous n'avons pas reçu ce témoignage directement de M. le docteur Sicot, n'ayant pas l'honneur d'être connu de lui, mais de M. E. Aubert, résidant à Bretteville-l'Orgueilleux, dans l'attestation *touchante* que nous avons insérée dans cette série sous le n° 40.]

N° 10.

CONSTIPATION HABITUELLE.

Digestions lentes et difficiles. — Fréquentes migraines. — Fatigue habituelle de tête. — Etude pénible.

M. WARTON, rue Richelieu, n° 68, à Paris.

Monsieur, il y a environ huit mois que je fais usage de votre

5

fécule d'*Ervalenta*, et je pense que vous serez bien aise d'apprendre le résultat que j'en ai obtenu.

Des digestions lentes et difficiles, de fréquentes migraines, une fatigue habituelle de tête qui me rendait le travail de l'étude fort pénible, mais surtout une constipation opiniâtre qui avait résisté à tous les remèdes et à tous les régimes depuis douze ans, telles sont, Monsieur, les affections qui m'ont fait recourir à l'*Ervalenta*, après avoir consulté mon médecin. qui m'a permis d'en essayer. J'avoue que, rebuté par tant d'autres essais inutiles, j'ai fait celui-ci avec peu de confiance ; mais j'ai été agréablement surpris d'en éprouver les bons effets dès le cinquième jour que les évacuations naturelles ont pris un cours assez régulier. Encouragé par ce premier succès, j'ai persévéré, et aujourd'hui, sans pouvoir me dire guéri, je dois reconnaître une amélioration sensible dans mon état. Si mon estomac exige encore beaucoup de précautions de ma part, il est vrai aussi que les garde-robes sont devenues presque quotidiennes, sauf les jours où les digestions ont été dérangées.

Les migraines sont plus rares, et l'aptitude au travail a commencé à me revenir, malgré une application trop soutenue qui, je n'en doute point, a dû contrarier beaucoup l'effet de mon traitement.

Je suis donc résolu de le continuer, animé que je suis de l'espoir d'une guérison plus complète. Du moins puis-je attester avec confiance l'efficacité de l'*Ervalenta* contre la constipation, puisque je n'avais trouvé jusqu'alors aucun aliment laxatif. C'est pourquoi je n'hésite pas à en conseiller l'usage à toutes les personnes que je sais atteinte de cette incommodité.

En attendant que je puisse vous donner connaissance de nouveaux succès, recevez, Monsieur, l'assurance de ma considération.

Signé L'ABBÉ **WARNET**,
Directeur au Séminaire du Saint-Esprit.

A Paris, rue des Postes, nº 26, 26 juin 1843.

Je suis tout prêt à confirmer de vive voix le témoignage que je vous donne ici, et vous pouvez m'adresser, à cet effet, les *incré-dules* que vous n'aurez pu convaincre.

[NOTA. *Le journal du* COMMERCE *du 8 juillet 1843, dans son compte rendu du procès intenté contre nous, et jugé définitive-ment à la Cour Royale de Paris, rapporte cette attestation re-marquable.*]

N° 11.

(ATTESTATION LÉGALISÉE.)

CONSTIPATION HABITUELLE.

Attaques d'apoplexie.—*Des crampes à paralyser.*—*Douleurs de reins impossibles à décrire.* —*Inhabileté de marcher, de lever et tourner la tête sans tomber évanoui, ne pouvant tenir en aucune position.*

M. WARTON, rue Richelieu, n° 68, à Paris.

Monsieur, si ma déclaration peut contribuer à donner de la con-fiance à l'usage de la farine d'Ervalenta, je m'empresse de vous dire qu'elle a produit sur moi un effet miraculeux ; car j'étais at-teint depuis l'âge de 50 ans (j'en ai aujourd'hui 71) d'une consti-pation habituelle qui me tenait quatre, cinq et six jours sans pou-voir aller à la garde-robe. Je n'ai pas besoin de vous dire, Monsieur, les souffrances que j'endurais quand arrivait le moment forcé d'é-vacuer. J'en ai eu des attaques d'apoplexie qui m'ont tenu des heures entières sans donner signe de vie, ensuite des crampes à me paralyser, des douleurs de reins impossibles à décrire, sans pouvoir marcher ni lever et tourner la tête sans tomber évanouie, ne pou-vant me tenir dans aucune position.

C'est principalement depuis 1832 que ces indispositions sont devenues plus intenses, tout en faisant usage de lavements, de mé-decines, de bains, de pillules. Toutes ces choses ne me donnaient qu'un soulagement momentané ; je désespérais vraiment d'obtenir une guérison. Lorsque j'ai vu dans les feuilles d'annonces l'exposition d'un moyen naturel et facile de vaincre la constipation ; je l'ai de suite employé, et depuis dix mois que j'en fais usage, je jouis aujourd'hui d'une santé parfaite avec la faculté de tous mes membres.

Je dois dire pourtant et à l'avantage de la farine de l'Ervalenta, qu'après quatre mois que j'en avais fait usage, me croyant hors de danger, je renonçai à m'en servir ; mais à peine cinq semaines étaient elles écoulées, que toutes les infirmités précédentes vinrent m'accabler. Je dus recourir bien vite à la farine d'Ervalenta, qui, grâce à Dieu, m'a sauvé de nouveau, et depuis quatre mois que j'ai repris l'Ervalenta, je suis entièrement rétabli. Je continuerai de m'en servir comme substance alimentaire, sentant tout le bien qu'elle me fait.

J'avoue, qu'à la reprise, j'ai suivi plus exactement le régime recommandé dans l'instruction, ce que je n'avais pas très bien observé dans le principe.

C'est donc avec reconnaissance bien méritée que je vous prie d'agréer, Monsieur, mes remercîments sincères, et me croire avec la plus parfaite considération, Monsieur, votre très-humble et très-obligé serviteur.

Signé F. MORIN,

Officier en retraite, chevalier des ordres militaires de Saint-Louis et de la Légion-d'Honneur, résidant à Choisy-le-Roi.

Choisy-le-Roi, le 28 juin 1843.

Nous, premier adjoint, remplissant les fonctions de maire de la commune de Choisy-le-Roi, certifions que la signature apposée ci-contre, est bien celle de M. F. Morin, et que foi doit y être ajoutée.

Choisy-le-Roi, le 29 juin 1843.

Le premier adjoint au maire, *signé* ROND.

Scellé du sceau de la Mairie.

[NOTA. Ce document *remarquable* a été présenté par M. Morin à l'occasion de notre procès devant la Cour Royale de Paris. *Le journal du* COMMERCE *du 8 juillet 1843, dans un compte rendu dudit jugement, rapporte cette attestation.*]

N° 12.

M. WARTON, rue Richelieu, n° 68, à Paris.

Monsieur, j'ai adressé à l'un de mes amis, substitut du procureur du roi, à Paris, le témoignage que vous me demandez au sujet de votre fécule. Il le communiquera à ses collègues et j'espère qu'il vous sera favorable.

Agréez, Monsieur, l'assurance de mes sentiments distingués.

Signé ALPH. AMY.

Provins (Seine-et-Marne), 28 juin 1843.

[NOTA. Voir encore deux déclarations de M. Amy, insérées dans cette série sous le n° 44 et le n° 45.]

N° 13.

CONSTIPATION HABITUELLE ET MALADIES QUI EN SONT LA SUITE.

M. WARTON, rue Richelieu, n° 68, à Paris.

Monsieur, j'apprends avec peine que la jalousie vous poursuit dans le débit que vous faites de l'Ervalenta. Si, comme j'ai tout lieu de le croire, la découverte de cette plante et l'exploitation de cette industrie, en France, vous appartiennent (car je ne sache pas qu'aucun pharmacien ni autre commerçant l'ait mise en usage avant

vous), je regarde vos droits comme inattaquables, et je ne doute pas
que la justice se déclare en votre faveur.

Vous aurez, j'en suis persuadé, le témoignage de tous ceux qui,
comme moi, ont fait usage de l'Ervalenta, pour attester contre ceux
qui le nient que cette farine est bien réellement comme vous l'annoncez un remède ou plutôt un aliment très-efficace contre la constipation dans les cas où il y a lieu d'y recourir.

Son emploi n'offre aucun danger; et quand je vois tant de charlatans et d'empiriques exploiter en place publique l'ignorance et la
crédulité des classses communes, avec l'avantage de voir l'autorité
fermer les yeux sur leur industrie immorale et souvent nuisible, je
ne pourrais concevoir qu'elle fut disposée a condamner la vôtre;
qui, si elle n'est pas sans profit pour vous, n'est pas non plus sans
avantage pour ceux qui, atteints des indispositions graves qu'amène
inévitablement la constipation habituelle, trouvent dans l'usage de
l'Ervalenta, plus que n'avaient offert avant sa découverte et son
emploi, la médecine et la pharmacie, contre ce genre de souffrance.

Je ne saurais vous dire à ce sujet autre chose que ce que je vous
ai dit dans ma première lettre, qui se trouve dans les petites brochures qui accompagnent vos envois. Vous pouvez y recourir et en
invoquer le témoignage comme l'expression de la vérité.

Recevez, Monsieur, la nouvelle assurance de mes sentiments bien
sincères.

Signé L'ABBÉ DURANTON, *curé d'Armeau.*

Armeau, arrondissement de Joigny (Yonne), 28 juin 1843.

[NOTA. Cette attestation a été présentée par M. l'abbè Duranton,
à l'occasion de notre procès devant la Cour Royale de Paris. Son
attestation précédente, à laquelle il se réfère, nous avait été envoyée
onze mois auparavant; et, quoique nous l'ayons déjà livrée à la
publicité dans plusieurs éditions de notre Traité sur la Constipation, nous croyons bien faire, en la conservant encore sous les yeux
du lecteur au n° 14, qui suit.]

N° 14.

CONSTIPATION HABITUELLE.

Suppression de transpiration. — Congestion sanguine à la tête. — Fluxion, douleurs de tête insupportables. — Tintouins avec écoulements d'humeurs. — Gastrite, et autres indispositions de tous genres.

M. WARTON, rue Richelieu, n° 68, à Paris.

Monsieur, une absence que j'ai faite de chez moi, m'a empêché de vous répondre aussitôt que vous m'en témoigniez le désir, par votre lettre en date du 7 courant.

Je me fais un vrai plaisir de satisfaire à votre demande en reconnaissant les bons effets que j'ai déjà éprouvés depuis trois mois de l'usage de l'Ervalenta.

Cette plante, et comme aliment et comme remède, a réellement des qualités précieuses : satisfaisant aux besoins de l'estomac en lui offrant une nourriture saine et exempte de tout danger, elle réunit en même temps l'avantage d'être un très-bon stimulant pour aider à l'élaboration des estomacs paresseux, et empêcher par là même les indispositions de tout genre qui résultent d'un état de constipation habituelle. Je sais par expérience depuis 13 ans tout ce que cet état a de funeste pour la santé. A la suite d'une grande irritation de l'estomac, causée par une étude fatigante et peut-être trop assidue, j'éprouvais une indisposition des plus graves, résultat de l'inertie de cet organe qui, ne faisant plus ses fonctions régulièrement, me tint dans un funeste état de constipation habituelle. Une suppression subite de transpiration dans la saison rigoureuse de 1829, vint encore aggraver considérablement ma position déjà critique. Une congestion sanguine qui se porta à la tête, amena une fluxion d'autant plus fâcheuse dans ses conséquences, que les moyens employés n'ayant pu opérer une prompte dérivation, il en résulta pour moi des dou-

leurs de tête insupportables, et des tintouins avec écoulements d'humeur qui ne me laissaient ni trève, ni repos. Ces souffrances et ces
indispositions se compliquèrent d'une gastrite et d'autres indispositions de tout genre.

Des médecins sages et éclairés que je consultai à la capitale et en
province, me donnèrent de très-bons conseils, et en particulier celui de combattre ma constipation habituelle, qui m'était, m'écri-
vaient-ils, plus nuisible que je ne pensais. Je n'étais pas plus ignorant
qu'eux sur ce point, et je ne pensais pas moins qu'eux que la santé
dépend des bonnes fonctions de l'estomac et de son état normal.
Mais ce que j'ignorais, comme eux, c'était le moyen de faire cesser
cette funeste constipation. En effet, tous les moyens qu'ils m'indiquè-
rent, et ceux que je prenais sur moi d'employer, ne me donnaient
qu'un soulagement qui n'était point constant, et qui, par conséquent,
n'était point et ne pouvait être curatif. Je dois, Monsieur, à la vérité
de reconnaître que dans ma position particulière, je me suis très-
bien trouvé de l'emploi de l'Ervalenta, dont je fais usage depuis trois
mois. Je ne pourrais vous dire que je suis parfaitement guéri, et
entièrement débarrassé de mes incommodités ; mais ce qu'il y a de
vrai, c'est qu'il y a de l'amélioration dans ma santé, et que j'ai lieu
d'espérer, qu'avec une constitution naturellement bonne, je pourrai
obtenir une guérison complète avec le temps. La mauvaise saison est
toujours très-pernicieuse pour ma santé, et par une raison bien
simple et facile à concevoir.

Je suis surtout depuis 13 ans, époque du dérangement de ma
santé, très-sensible et très-impressionnable au froid qui exerce sur
moi, particulièrement à la tête, une très-fâcheuse influence. Dès-lors
que j'en suis atteint, les pores se resserrent, et il y a chez moi absence de transpiration.

La bonne saison, sous ce rapport, m'a toujours été très-favorable,
et c'est pour ce motif que je vous déclarais que je ne pourrais parfaitement juger de la bonté du remède pour moi qu'après l'hiver,
temps où j'éprouve surtout les mauvais effets de la constipation.

Je désire, Monsieur, que ce témoignage de ma part puisse vous être agréable. Autant je déteste le charlatanisme avec ses mensonges, autant j'honore une honnête industrie sagement appliquée au bien et aux besoins de l'humanité.

Recevez, Monsieur, l'assurance de ma parfaite considération.

Signé L'ABBÉ DURANTON, *curé d'Armeau.*

Armeau, arrondissement de Joigny (Yonne), 19 septembre 1842.

N° 15.

CONSTIPATION HABITUELLE.

M. WARTON, rue Richelieu, n° 68, à Paris.

Monsieur, c'est avec le plus grand plaisir que je viens vous informer des bons effets qu'ont produit sur ma santé l'emploi de votre Ervalenta et votre Mélasse de la Cochinchine. Vous savez que j'étais atteint d'une constipation tellement opiniâtre depuis dix ans, que tous les remèdes ne faisaient plus aucun effet. Eh bien! depuis que j'en fais usage tous les jours, je m'en trouve très-bien, et vous remercie de vos bons avis.

Recevez, Monsieur, mes salutations empressées.

Signé L. ROBETTE, *marchand brasseur.*

Belgique, Boussu près Mons, le 28 juin 1843.

[NOTA. Cette attestation a été présentée par M. Robette à l'occasion de notre procès devant la Cour Royale de Paris; dans ce document, il confirme le témoignage que nous avons reçu de lui, *huit mois* auparavant sous la date du 2 octobre 1842, et que nous avons livré à la publicité dans plusieurs éditions de notre Traité sur la Constipation.]

N° 16.

(PLUSIEURS CAS DIFFÉRENTS.)

CONSTIPATION HABITUELLE.

*Maux de tête et d'estomac insupportables. — Insomnie totale
pendant près de 35 ans. — Les membres continuellement brûlants. —Souffrances internes et continuelles. —Éblouissements.*

M. WARTON, rue Richelieu, n° 68, à Paris.

Monsieur, une constipation qui depuis plus de douze années avait
résisté à tous les genres de traitement ; des maux de tête et d'estomac insupportables, joints à une insomnie qui ne m'a point permis
de fermer les yeux depuis près de trente-cinq ans (1), les membres
continuellement brûlants ; enfin, Monsieur, des souffrances internes
et continuelles, telle était ma position avant d'avoir fait usage de
votre Ervalenta et de votre Mélasse de la Cochinchine.

Les effets ont été si merveilleux, que de malingre je suis rede-
venu dispos, et mes amis s'accordent à dire aujourd'hui, qu'ils ne
m'ont jamais vu si bien portant.

Toutes les personnes de ma connaissance qui font encore usage,
comme moi, de votre Ervalenta et qui ont employé la Mélasse de la
Cochinchine, s'en trouvent parfaitement bien et en continueront l'emploi, même en santé, comme un des effets les plus salutaires qu'ils
ont éprouvés. Tous se félicitent de votre heureuse découverte, et
pensent que vous conserverez au public souffrant un agent aussi
bienfaisant.

Grâce donc à votre Ervalenta, Monsieur, et malgré mes 66 ans,
j'espère prolonger une existence qui, de pénible et de souffrante
qu'elle était, est maintenant très-supportable ; car les maux de tête,

(1) Cette inhabileté perpétuelle de dormir était occasionnée par une catas-
trophe, lorsque l'auteur de cette lettre était dans l'armée de Napoléon.

les éblouissements, les souffrances internes et presque l'insomnie
ont depuis longtemps disparu; mais malgré ces heureux résultats, je n'en continuerai pas moins l'usage de votre Ervalenta,
comme étant le gage le plus assuré pour ne point tomber dans une
rechute.

Agréez, avec l'expression de ma vive reconnaissance, l'assurance
de la haute considération de votre très-humble serviteur.

Signé GENTIL, *propriétaire.*

Quai du Roi, chemin de halage, n° 12, à Orléans, 28 juin 1843.

[NOTA. Cette attestation a été presentée par M. Gentil à l'occasion de notre procès devant la Cour Royale de Paris; dans ce document, il confirme l'attestation qu'il nous avait envoyée *onze
mois* auparavant sous la date du 9 juillet 1842, et que nous avons
déjà livrée à la publicité dans plusieurs éditions de notre Traité sur
la Constipation.]

N° 17.

GASTRITE. — CONSTIPATION HABITUELLE.

M. WARTON, rue Richelieu, n° 68, à Paris.

Monsieur, je m'empresse de répondre à votre lettre, et de vous
informer, qu'affecté d'une gastrite chronique qui me tourmente depuis plus de dix ans et qui m'occasionne une constipation presque
continuelle, j'ai eu recours à l'Ervalenta et à la Mélasse de la Cochinchine, dont je fais usage depuis dix-huit mois.

Ces aliments, sans me guérir entièrement jusqu'à présent, m'ont
donné beaucoup plus de soulagement que tous les autres moyens
que j'avais employés précédemment.

Voilà ce que je puis vous certifier pour rendre hommage à la vérité.

J'ai l'honneur d'être, monsieur, votre très-humble serviteur.

Signé MONTIGNEUL.

Vitry-le-Français (Marne), le 28 juin 1843.

[NOTA. **Cette attestation a été présentée par M. Montigneul à l'occasion de notre procès devant la Cour Royale de Paris. Quatre jours après nous l'avoir envoyée, il nous a adressé la lettre n° 18 qui suit.**]

N° 18.

GASTRITE. — CONSTIPATION HABITUELLE.

M. WARTON, rue Richelieu, n° 68, à Paris.

Monsieur, dans l'empressement que j'ai mis à répondre courier par courier à votre lettre du 27 juin, frappé d'étonnement à la lecture d'une nouvelle si imprévue et si inattendue, j'ai omis de vous prier de vouloir bien me conserver huit paquets (30 kilogrammes) d'Ervalenta et une bouteille de Mélasse de 6 kilogrammes, dans le cas où, contre toutes probabilités, vous succomberiez sous le poids de l'accusation si injustement et si peu méritée que l'on a intentée contre vous.

Vous auriez la bonté, si toutefois cela vous était possible, de m'en mettre de côté de vos paquets les plus nouveaux, parce que vous concevez que comme je n'absorberai pas le tout immédiatement, moins ils seront anciens, meilleurs seront les derniers que j'emploierai.

Vous voudrez bien garder le tout en dépôt jusqu'à ce que je les fasse prendre par un ami, qui sera muni de renseignements assez exacts pour ne pas vous laisser douter qu'il vient de ma part. Le délai ne sera pas très-long ; il doit se rendre à Paris incessamment.

Si, au contraire, comme je l'espère et le désire sincèrement, vous sortez victorieux de la lutte, je continuerai à en faire prendre au fur et à mesure de mes besoins, comme par le passé.

Quant à moi, j'ai la conviction que le jugement doit être en votre faveur ; il me semble impossible et contre le bon sens, qu'il puisse en être autrement. Il est vraiment inconcevable que l'on s'acharne à vouloir faire supprimer une des découvertes les plus importantes et les plus utiles que l'on ait faites jusqu'à ce jour, et l'on dit que l'on vit dans un siècle où l'on apprécie et encourage les lumières ! Ces dires sont alors une dérision ; mais les hommes envieux sont tellement à craindre ! ils font jouer tant de ressorts pour parvenir à leurs fins (et malheureusement le plus souvent ils réussissent), que je me suis décidé à vous écrire, par pure précaution, cette lettre qui, je le souhaite ardemment, sera probablement d'une entière inutilité.

Je vous prie de vouloir bien m'honorer d'une réponse, afin de m'informer si la balance a penché en faveur du bon droit ou de l'infamie.

Veuillez, Monsieur, recevoir les vœux sincères qu'a toujours formé pour votre succès complet celui qui a l'honneur d'être, votre tout dévoué serviteur.

Signé MONTIGNEUL.

Vitry-le-Français (Marne), rue de l'Hôtel-de-Ville, le 2 juillet 1843.
(*Voir aussi l'attestation N° 17 de M. Montigneul.*)

N° 19.

CONSTIPATION HABITUELLE.

M. WARTON, rue Richelieu, n° 68, à Paris.

Monsieur, depuis plus de 25 ans que je mange et me nourris sans avoir le secours d'une seule dent dans la bouche, j'étais sans cesse dans un état de constipation des plus douloureux, ne pouvant me débarrasser de digestions de trois et souvent 4 jours, qu'avec le secours des pillules écossaises qui me remettaient sans cesse dans le même embarras; je me suis enfin vu soulagé par votre très-agréable Ervalenta. Dès le 4ᵉ jour que j'en ai fait usage, je me suis senti soulagé, et depuis huit à neuf mois que j'en prends tous les matins, je n'ai pas manqué un seul jour d'aller à la garde-robe, sans efforts ni douleurs; alors même que ma digestion de la veille a été très-pénible par la mastication imparfaite que reçoivent les aliments dont je fais usage.

Parvenu à l'âge de 80 ans, je me suis promis de ne plus changer cet excellent potage, même après parfaite guérison.

Je pense, Monsieur, que dans l'intérêt de l'humanité, vous ne pouvez trop recommander l'usage de cette excellente farine, administrée comme vous le conseillez.

Je suis très-reconnaissant des soins que vous mettez à me les faire parvenir, et vous prie d'agréer l'expression de tous les sentiments de votre dévoué serviteur.

Signé LE CHEVALIER DE MONTREUIL.

Sagy-sur-Vaux (Seine-et-Oise), le 28 juin 1843.

[NOTA. Cette attestation a été présentée par M. le chevalier de Montreuil à l'occasion de notre procès devant la Cour Royale de Paris; dans ce document, il confirme une attestation qu'il nous avait envoyée *six mois* auparavant, sous la date du 12 décembre 1842, et dans laquelle se trouve le passage suivant:]

Ce déjeuner est tellement supérieur aux autres, dont j'ai fait usage depuis de nombreuses années, que mon intention est de le continuer le reste de ma vie.

Signé DE MONTREUIL.

N° 20.

(CERTIFICAT LÉGALISÉ.)

GASTRITE. — CONSTIPATION HABITUELLE.

Je soussigné, Lez, Achille-Antoine, architecte, déclare que dans

le courant de 1839, je fus atteint d'une gastrite ou affection d'estomac, qui, s'étant aggravée de plus en plus, m'obligea, à partir de décembre 1841 (époque ou j'éprouvai une violente crise), de suivre
un traitement régulier.

Au mois de mars 1842, malgré le traitement et le régime suivi,
j'éprouvais toujours une constipation qui avait commencé 18 mois
auparavant, et qui était devenue tellement forte, que je ne pouvais
me procurer quelques évacuations qu'au moyen de lavements souvent répétés. Les médecines laxatives ne produisaient aucun effet
sur moi ; les bains seuls m'apportant un soulagement temporaire le
jour où j'en faisais usage.

Dans cet état de choses, j'eus connaissance de la farine de
M. Warton, rue Richelieu 68, à Paris, connue sous le nom d'Ervalenta. Je lui en demandai, et je certifie en avoir fait usage à la dose
journalière de 80 à 150 grammes, partagée entre mes repas.

Deux jours après avoir commencé ce nouveau traitement, et sans
apporter aucune autre modification dans mon régime alimentaire,
la constipation cessa, et à partir de ce moment, j'eus des évacuations régulières toutes les 24 heures, en continuant de prendre de
l'Ervalenta, qui eut pour résultat indépendamment du précédent, de
rendre mes digestions plus faciles, de faire disparaître entièrement le
gonflement que j'éprouvais , et de faciliter la fuite du gaz par le bas.

Je ne puis donc qu'attribuer à l'Ervalenta de M. Warton le soulagement que j'éprouvai. J'employai cette farine en potage au bouillon gras ou maigre et en gâteau. J'ai consommé trois paquets
d'Ervalenta de chacun 4 kilog., mélangés avec une pareille quantité
de bouillon ; je m'habituai promptement à cet aliment, qui me parut
au bout de quelque temps tellement agréable, que j'en mangeai sans
besoin et préférablement aux autres potages. Après son ingestion, je
n'ai jamais éprouvé de malaise extraordinaire ; il digérait parfaitement et je n'ai pas remarqué en moi de trouble dans mes fonctions,
qui pût me faire soupçonner que l'Ervalenta était autre chose qu'une
farine alimentaire rafraîchissante et très légèrement laxative.

Je n'ai pas fait usage de Mélasse de la Cochinchine, que M. Warton, n'avait pas encore annoncé, mais seulement de l'Ervalenta, qui me fit tant de bien, que je lui écrivis pour l'en remercier.

Aujourd'hui mes fonctions naturelles se font bien ; depuis environ un an je ne prends plus d'Ervalenta, j'apporte seulement un peu de choix dans mes aliments, et ma santé s'est beaucoup améliorée.

Je désire beaucoup, dans l'intérêt de l'humanité, voir propager l'Ervalenta de M. Warton, persuadé qu'elle est appelée par ses propriétés à contribuer puissamment à l'amélioration de santé d'une multitude de personnes.

En foi de quoi, j'ai délivré le présent certificat à M. Warton, pour lui servir et valoir au besoin.

En mairie à Lorrez-le-Bocage, le 29 juin 1843.

Signé LEZ, FILS.
Précédemment à Fontainebleau.

Vu par nous, maire de la commune de Lorrez-le-Bocage, chef-lieu de canton, arrondissement de Fontainebleau, département de Seine-et-Marne, soussigné, pour légalisation de la signature de M. Lez, architecte, ci-dessus apposée.

Lorrez-le-Bocage, le 29 juin 1843.

Signé LAURENT.
Scellé du sceau de la Mairie.

Sur papier timbré.

[NOTA. Ce certificat a été présenté par M. Lez à l'occasion de notre procès devant la Cour Royale de Paris ; dans ce document, il confirme l'attestation qu'il nous avait envoyée *quinze mois* auparavant, sous la date du 26 mars 1842, et que nous avons déjà livrée à la publicité dans plusieurs éditions de notre Traité sur la Constipation.]

N° 21.

[NOTA. Cette attestation remarquable, et l'attestation n° 22, ont été présentées à l'occasion de notre procès devant la Cour Royale de Paris.]

(QUATRE CAS DIFFÉRENTS.)

1er CAS. —*Gastrite.* —*Constipation habituelle.* —*Mauvaise digestion.* —*Manque d'appétit.* —*Douleurs violentes de l'estomac.* —
Dépérissement effrayant. —*Flatuosité extrême.* —*Douleurs depuis l'estomac jusqu'à la gorge.* —*Des coliques terribles.* —*Bour_
donnement dans les oreilles.* —*Crachement presque continuel.* —
Douleurs dans une cuisse. —*Douleurs aux genoux.*

2e CAS. —*Gastrite pendant vingt ans.*

3e CAS. —*Gastrite.*

4e CAS. —*Maladie générale.* —*Constipation intense habituelle.*

M. WARTON, rue Richelieu, n° 68, à Paris.

Monsieur, j'ai eu l'honneur de recevoir la lettre, en réponse à ma dernière, que vous avez eu la bonté de m'adresser, je vous en fais, Monsieur, mille remercîments. Votre honorée du 27 courant vient aussi de me parvenir, et n'étant pas sûr si c'est pour le 1er ou pour le 4 juillet (*le chiffre n'est pas lisible*), que vous êtes as- signé, je m'empresse de vous répondre : puisse mon témoignage vous être favorable; personne n'est plus que vous utile à l'humanité.

La raison, Monsieur, qui m'a fait faire l'heureuse découverte de l'Ervalenta pour mon fils, la voici : A partir de Pâques 1842, ce jeune homme, alors âgé d'environ vingt-un ans, qui n'avait jamais fait d'excès, même je pourrais dire, le moindre extrà dans aucun genre, s'étant toujours très-bien porté et ayant bon appétit, com- mença à ressentir de mauvaises digestions, et jusqu'au commen- cement de septembre, le mal peu à peu s'aggrava, et à partir de cette époque, les progrès de la maladie ont été plus rapides : la constipation a commencé, et les douleurs d'estomac se sont fait sentir, et l'amaigrissement s'est manifesté d'une manière effrayante. Alors, d'après l'avis des médecins, on appliqua les sangsues au creux de l'estomac, on fit usage de cataplasmes et d'onguent stibié,

6

et le malade observa scrupuleusement le régime qui lui fut prescrit, et il ne fit plus usage que des aliments réputés les plus légers
et les plus convenables ; toutes ces précautions, sauf cependant
quelques intervalles où le malade s'est trouvé mieux et a repris un
peu d'embonpoint, sans cependant que dans ce temps la constipation ait cessé ; toutes ces précautions, dis-je, ne l'ont pas empêché
de tomber dans l'état le plus déplorable. Au commencement d'avril,
la constipation redoubla, les lavements furent presque sans effet,
les maux d'estomac furent plus violents, une infinité de vents qu'il
rendait, tantôt par la bouche et tantôt par les voies basses, et qu'il
ne pouvait quelquefois rendre, l'ont fait cruellement souffrir ; il faut
ajouter à cela des douleurs depuis l'estomac jusqu'à la gorge, des
coliques quelquefois terribles, des bourdonnements dans les oreilles, un crachement presque continuel, une douleur dans une cuisse
pour laquelle nous avons fait pendant longtemps des frictions, et
une douleur au genou. Alors je consultai pour la seconde fois M. le
docteur Delarocque, de Rouen, qui heureusement, comme on peut
le voir par son ordonnance, prescrivit l'usage de l'Ervalenta. Les
effets de cette farine, dès le début, furent merveilleux : plus de mauvaises digestions, au bout de deux à trois jours la constipation
cessa, et le malade cessa entièrement de faire usage de lavements,
l'appétit fut croissant d'une manière rapide, et après avoir fait avec
les meilleurs succès, pendant quelque temps, son dîner avec des
légumes verts, *matin et soir il mangeait l'Ervalenta au lait,* il se
risqua à dîner avec de la viande : il mangea pendant quelque temps
du bœuf bouilli, et ceci pendant plusieurs semaines ; il reprenait
alors de l'embonpoint d'une manière étonnante. Ceci l'enhardit un
peu trop ; je lui observai plusieurs fois qu'il dînait trop copieusement, il mangeait trop de graisse, je lui en faisais aussi quelquefois
l'observation, il mêlait aussi peut-être un peu trop de vin dans son
eau, mangeait un peu trop de pain, c'était du pain de seigle ; il
croyait qu'il n'y avait pas de danger à en manger un bon morceau.
Alors la constipation se manifesta peu à peu, les mauvaises diges-

tions s'ensuivirent et bientôt il reperdit l'embonpoint qu'il avait repris par l'usage de l'Ervalenta et éprouva les souffrances qu'il avait eues à diverses autres époques. Il a fallu en revenir à se nourrir uniquement d'Ervalenta, et encore en très-petite quantité ; à cette farine il joint un peu de Melasse de la Cochinchine que vous m'avez envoyée, il y a quelques jours, ce régime déjà lui a été aussi favorable qu'on puisse l'attendre, il ne souffre plus, la constipation a cessé, plusieurs fois il a dîné avec un peu de potage gras qui lui passe bien et il a commencé à augmenter la dose d'Ervalenta. Enfin, mon cher M. Warton, je vous bénis à chaque instant d'avoir procuré à mon fils un si grand soulagement si, comme je l'espère, je peux le sauver, je vous devrai sa vie.

Si vous sauvez la vie de mon fils, Monsieur, ce ne sera pas le seul bien que vous aurez fait dans notre pays, mon frère Louis Foucault, domicilié ici, duquel je vous ai déjà parlé, quoique loin d'avoir été réduit ainsi que l'a été mon fils, a cependant beaucoup souffert d'une gastrite de laquelle il se ressent depuis 20 ans. L'Ervalenta dont il a fait usage après avoir vu l'ordonnance du 11 avril de M. Delarocque, a fait miracle chez lui, il est aussi bien portant qu'on puisse le désirer.

Une autre personne, une malheureuse fille nommée Marie Mesnil, de Saint-Claire de Halouze, arrondissement de Domfront, que depuis 5 ans une gastrite forçait de garder le lit presque continuellement, qui d'après mes conseils a fait aussi usage de l'Ervalenta, a été dans très-peu de temps étonnamment soulagée.

Une autre personne encore de notre endroit, nommé Nicolas Dugué, rue d'Argentan, malade depuis un grand nombre d'années, qui a eu connaissance du grand bien que l'Ervalenta a fait à mon fils, a voulu aussi en essayer, cet homme constipé au suprême degré, qui, malgré des lavements, souvent réitérés, était depuis huit jours sans pouvoir aller à la garde-robe, y a été après avoir fait usage de l'Ervalenta une fois seulement, a été dès le lendemain à la garde-robe, il mange de cette farine deux fois par jour il s'en trouve très-bien et se passe entièrement de lavements.

Je suis appelé à Alençon au jury pour le 3 juillet, je pars le 2 pour m'y rendre. Si vous aviez quelque chose à me communiquer, vous adresserez votre lettre chez M. Dagion, rue du Jeudi. Mais je vous prie n'affranchissez pas vos lettres à l'avenir.

J'ai l'honneur d'être, Monsieur, avec respect et reconnaissance votre très-humble serviteur.

Signé FOUCAULT-DESNOS.

Flers (Orne), 29 juin 1843.

La justice ne pouvant me connaître, n'aura peut-être pas de confiance dans ma déclaration, je fais ou j'ai fait des affaires avec MM. Lemasquerier Couriot et Comp., négociants, rue de la Vieille-Monnaie, n° 22; M. Paul Caillebotte Féron, rue des Bourdonnais, n° 7; M. Martial Caillebotte, rue des Lavandières Saint-Opportune, n° 31.

J'ai l'honneur d'être connu de M. le vicomte Le Mercier, ex-député de l'Orne, colonel d'une légion de la garde nationale de Paris. (*Rue du Cherche-Midi, n° 15.*)

ORDONNANCE DE M. LE DOCTEUR DELAROCQUE.

Matin et soir prendre une tasse de lait d'ânesse.

Garder constamment dans la bouche de l'eau d'orge miellée, sans se gargariser.

Tous les soirs appliquer à la partie antérieure du cou un cataplasme d'eau et de mie de pain dans lequel on ajoutera une cuillerée à bouche de moutarde et qu'on laissera jusqu'à ce que la partie devienne rouge. Dans la journée entourer le cou de flanelle; au besoin quelques sangsues à la gorge.

Matin et soir frictionner dans un appartement chaud, la région de l'estomac, les membres supérieurs et inférieurs avec un morceau d'étoffe qu'on arrosera d'alcool, de menthe et de mélisse; si l'odeur ne gêne point le malade, on laissera l'étoffe sur l'estomac.

Lorsque l'inflammation de la gorge sera disparue, on essayera l'usage du vin d'Alicante qu'on prendra par demie-cuillerée à bouche toutes les trois heures, et dont on ne commencera la première dose qu'une demi-heure après le premier repas.

Se nourrir de farine d'ERVALENTA dans du lait.

Dans la journée prendre deux ou trois tasses d'eau de Vichy naturelle.

Signé DELAROCQUE, D^r. M. P.

Ce 11 avril 1843.

[NOTA. M. Foucault Desnos a écrit le long du côté de l'ordonnance comme suit : « J'ai l'honneur d'observer que lors de la consultation dont j'ai parlé dans ma lettre du 29 juin (consultation du commencement d'avril), le malade, en outre la gastrite, avait un mal de gorge indépendant de la première maladie sur lequel je demandais à M. Delarocque son avis. C'est pourquoi l'ordonnance de M. Delarocque a rapport presque exclusivement à la gorge, au cou, etc.

[Quatre jours après nous avoir envoyé ces documents, M. Foucault Desnos nous a adressé la lettre n° 22 qui suit.]

N° 22.

GASTRITE.

M. WARTON, rue Richelieu, n° 68, à Paris.

Monsieur, j'ai l'honneur de vous confirmer ma lettre du 29 expiré, par laquelle je vous ai fait de trop longues explications, peut-être, au sujet de la position de mon fils, et dont le résumé de cette lettre est que la raison pourquoi il fait usage de l'Ervalenta, c'est parce que, attaqué d'une gastrite très-prononcée, cette nourriture lui a été ordonnée par M. le docteur Delarocque, de Rouen, son médecin, et que les effets de l'Ervalenta ont opéré une amélioration miraculeuse sur le malade, ainsi que sur d'autres personnes souffrantes qui à l'envi ont voulu faire usage aussi de l'Ervalenta. Comme je ne suis pas sûr, Monsieur, si c'est pour le 1er ou pour le 4 du présent mois que votre affaire doit être appelée, je n'ai pas trouvé inutile de vous faire passer une petite lettre de mon frère et un certificat d'une autre personne ; s'il vous était utile d'en avoir un de la fille de la commune de St-Clair, dont j'ai parlé dans ma lettre, vous le diriez, et je vous le procurerais de suite.

J'ai l'honneur d'être, Monsieur, avec tout le respect et la reconnaissance possible, votre tout dévoué

Signé FOUCAULT DESNOS.

Flers (Orne), 1er juillet 1843.

Pardon, Monsieur, d'un pareil brouillon ; j'ai fait mes apprêts pour partir demain pour Alençon, et je me trouve fatigué au point que je ne puis plus écrire.

[NOTA. Les documents dont mention est faite dans cette lettre, sont l'attestation n° 23 et le certificat n° 24 qui suivent.]

N° 23.

GASTRITE. — CONSTIPATION HABITUELLE.

Digestion lente et pénible. — Abstinence de nourriture souvent indispensable. — Affaiblissement des forces.

M. WARTON, rue Richelieu, n° 68, à Paris.

Monsieur, depuis que je fais de l'Ervalenta une partie de ma nourriture, ma santé s'est beaucoup améliorée ; depuis environ vingt-deux ans je souffrais presque continuellement (plus ou moins) d'une maladie d'estomac ; j'étais depuis plusieurs années réduits à ne faire usage que d'un très-petit nombre d'aliments ; il était rare qu'il se passât une semaine sans que je fusse forcé de rester vingt-quatre heures et même plus longtemps sans prendre autre chose que quelques verres d'eau sucrée ; la constipation était continuelle, au point que depuis cinq mois, je n'allais plus à la selle qu'en prenant des lavements ; j'étais extrêmement affaibli.

Maintenant je mange de la viande, des légumes, je fais trois repas par jour, dont deux à l'Ervalenta ; j'ai des évacuations naturelles assez régulièrement, j'ai totalement supprimé les lavements, enfin les forces me sont revenues très-sensiblement.

Depuis près de trois mois que je fais usage de l'Ervalenta, ma digestion est considérablement améliorée ; je trouve cet aliment très-bon, et quand même je jouirais de la meilleure santé, j'en ferais usage par goût, mais dans la position où je suis, je serais extrêmement contrarié si je perdais le moyen de m'en procurer.

Ainsi, M. Warton, je pourrai certifier s'il est nécessaire, que je n'ai remarqué aucune exagération dans l'éloge que vous en faites dans les instructions que j'ai reçues avec les paquets.

J'ai l'honneur d'être votre très-humble serviteur,

Signé L. FOUCAULT.

Flers, le 30 juin 1843.

[NOTA. Cette attestation a été présentée par M. L. Foucault, à l'occasion de notre procès devant la Cour Royale de Paris.]

N° 24.

(CERTIFICAT.)

CONSTIPATION HABITUELLE.

Digestion pénible. — Inhabileté continue à manger.

Je soussigné, Nicolas Dugué, malade depuis un grand nombre d'années, certifie que dans une crise que je viens d'éprouver, j'ai été pendant une quinzaine de jours sans pouvoir rien ou presque rien prendre, et qu'en même temps j'étais constipé au point que fort souvent deux ou trois lavements par jour ne me produisaient aucun effet; que dans cette terrible position j'ai appris que le fils de M. Foucault Desnos qui depuis longtemps était extraordinairement malade se trouvait maintenant soulagé d'une manière étonnante, et que c'était après s'être nourri pendant quelques jours d'une bouillie faite avec une farine que l'on appelle Ervalenta, que dans les souffrances cruelles où je me trouvais, j'ai voulu manger de cette nourriture, et qu'à ma très-grande surprise, j'ai été dès le lendemain à la garde-robe ; je certifie enfin que depuis trois jours que je fais usage de l'Ervalenta matin et soir, son heureux effet continue, et mes digestions se font bien. Dieu bénisse celui qui a inventé une aussi miraculeuse nourriture.

Flers, le 30 juin 1843.

Signé N. DUGUÉ.

[NOTA. Ce certificat a été présenté par M. Dugué, à l'occasion de notre procès devant la Cour Royale de Paris.]

N° 25.

CONSTIPATION HABITUELLE.

M. WARTON, rue Richelieu, n° 68, à Paris.

Monsieur, j'apprends avec peine les entraves qui vous sont suscitées au sujet de l'Ervalenta, puisqu'il est reconnu que presque tous ceux qui en ont fait usage s'en sont bien trouvés. Sans entrer dans de nouveaux détails sur les heureux effets que cette fécule à produits sur moi, je m'en tiens à ce que j'ai dit dans la lettre insérée dans votre brochure. Je me trouve encore aujourd'hui aussi bien que le jour où j'eus l'honneur de vous l'écrire, seulement je suis obligé d'avoir recours au même moyen deux ou trois fois par semaine pour me maintenir dans l'état de santé que je vous ai déjà signalé. Quant à la Mélasse de Cochinchine, je ne puis rien en dire, n'en ayant pas fait usage. J'ai pris l'Ervalenta tout simplement au lait, avec addition de beurre et de cassonnade. Cela m'a suffi pour produire les excellents résultats signalés dans ma première, et à laquelle vous pourrez renvoyer les personnes qui douteraient encore de l'efficacité de l'Ervalenta.

Daignez agréer de nouveau l'expression de la reconnaissance avec laquelle je suis, Monsieur, votre très-humble serviteur,

Signé **SERGENT**, *prêtre.*

Petit Séminaire d'Angers (Maine-et-Loire), le 29 juin 1843.

[NOTA. Cette attestation a été présentée par M. l'abbé Sergent, à l'occasion de notre procès devant la Cour Royale de Paris. Son attestation précédente, à laquelle il se réfère, nous avait été envoyée *onze mois* auparavant, et quoique nous l'ayons déjà livrée à la publicité dans plusieurs éditions de notre Traité sur la Constipation, nous croyons bien faire, en la conservant encore sous les yeux du lecteur, sous le n° 26 qui suit.]

N° 26.

CONSTIPATION HABITUELLE.

Maux de tête fréquents. — Congestions sanguines à la tête.

M. WARTON, rue Richelieu, n° 68, à Paris.

Monsieur, si je n'ai pas répondu à votre dernière lettre du 22, aussitôt sa réception, je n'en ai pas moins songé à vous satisfaire sur la demande que vous m'y faites. Je suis même flatté de pouvoir vous payer ce faible tribut de ma vive reconnaissance.

Je crois donc pouvoir attester que de tous les aliments connus dans le pays, il n'en est aucun qui convienne mieux aux personnes constipées que l'Ervalenta.

Je ne crois pas exagérer en m'exprimant ainsi, puisque, ayant vainement cherché, pendant dix ans, des soulagements à cette infirmité, soit dans les aliments, soit dans la médecine, je n'ai jamais pu obtenir que des satisfactions passagères qui, je crois, ne faisaient qu'empirer mon état. Il n'y a pas encore trois mois que je fais usage de la fécule nommée Ervalenta, et déjà mes garde-robes sont naturelles et presque régulières, sans avoir eu recours, pendant tout ce temps, ni aux lavements ni aux pillules, moyens qui m'étaient devenus nécessaires.

J'étais sujet à de fréquents maux de tête et à des congestions sanguines à cette même partie, et les uns et les autres semblent avoir disparu depuis l'emploi de l'Ervalenta, encore bien que j'aie eu une forte grippe accompagnée de fièvre, au moment de commencer mon traitement.

Je ne saurais donc m'empêcher de témoigner ma gratitude à l'auteur d'une découverte si précieuse, puisque cet aliment est à la fois très-salutaire et très-agréable au goût ; seulement il est à regretter qu'il soit fixé à un prix trop élevé pour les tempéraments qui auront besoin d'en faire un usage plus prolongé.

Daignez, Monsieur, agréer l'assurance de la vive reconnaissance avec laquelle j'ai l'honneur d'être, votre très-humble et très-obéissant serviteur,

Signé SERGENT, prêtre.

Angers, petit Séminaire, le 31 juillet 1842.

N° 27.

CONSTIPATION HABITUELLE.

M. WARTON, rue Richelieu, n° 68, à Paris.

Monsieur, pour rendre hommage à la vérité, je déclare bien volontiers, que j'ai fait usage de l'Ervalenta contre la constipation dont je suis affecté depuis plus de vingt ans et que j'en fais encore usage ; que cette farine est agréable au goût, d'une facile digestion et qu'elle apporte du soulagement à mon indisposition ; je ne crois cependant pas qu'elle puisse la guérir complètement, ce qui peut-être vient de ce que je ne puis m'astreindre au régime que vous indiquez.

J'ai l'honneur d'être votre dévoué serviteur,

Signé ZEVORT, père, *avocat.*

Bourges (Cher), 29 juin 1843.

[NOTA. Cette attestation a été présentée à l'occasion de notre procès devant la Cour Royale de Paris.]

N° 28.

GASTRITE. — CONSTIPATION HABITUELLE.

M. WARTON, rue Richelieu, n° 68, à Paris.

Monsieur, je m'empresse de répondre à votre lettre reçue hier. Selon votre invitation, c'est la main sur la conscience que je ne dissimulerai rien de ce qui aujourd'hui est relatif à ma position, après quinze mois d'usage de l'Ervalenta, auquel je dois d'exister encore.

Malade d'une constipation, suite d'une gastrite non gouvernée, qui date de 1803, j'étais dans un état désespéré au moment où j'en fis ma nourriture du soir, mais du soir seulement ; tous remèdes restaient pour moi sans résultats. Votre moyen ne pouvait me guérir, puisque je suis incurable, mais il m'a procuré un soulagement qui a surpassé mes espérances. Son effet s'est constamment maintenu, et je n'ai jamais, depuis son usage, employé d'autre moyen pour vaincre mon mal ; si à mon âge de 69 ans, et dans ma position désespérée, accablé par de nombreuses infirmités, je n'ai pu retrouver une santé parfaite, au moins mon existence est devenue supportable.

Si quelquefois pour convaincre de la vérité de mes paroles, une personne était nécessaire, on peut s'adresser à M. Delaine, avoué à Paris. Il y a quinze jours que passant par le Mans, j'eus l'honneur de recevoir sa visite, et je me rappelle lui avoir dit par quel moyen j'avais prolongé ma vie jusqu'à ce jour et conservé une existence si nécessaire à mes petits-enfants. Ma famille, Monsieur, se réunit à moi pour vous manifester notre vive reconnaissance.

Si la vente de l'Ervalenta vous était interdite, je confondrai cette malheureuse circonstance avec les autres prévisions, qui m'ont décidé l'été dernier à faire au cimetière l'acquisition d'un terrain qui doit nous couvrir à jamais. Si je recherche quelques jours, encore utiles aux miens, pour moi je redoute peu la fin de toute chose, car c'est là que doit se trouver le terme des maux qui n'ont cessé d'affliger ma vie.

Agréez l'assurance de mon estime et de ma reconnaissance, et croyez à la sincérité des sentiments que vous exprime, Monsieur, votre serviteur,

Signé LEFEBVRE aîné.

Le Mans, rue Auvrai, n° 41, le 29 juin 1843.

P. S. J'oubliais de vous dire, que je n'ai usé de la Mélasse de Cochinchine que trois fois, lorsque je me suis trouvé trop gêné, et chaque fois elle m'a réussi. Mais je suis si avancé dans la maladie, que tout succès est bien plus difficile chez moi, car je vous le répète, mon existence est un phénomène, et sans votre moyen, je quitterai cette terre sans regret.

[NOTA. Cette attestation a été présentée par M. Lefebvre, à l'occasion de notre procès devant la Cour Royale de Paris ; par ce document, il confirme l'attestation qu'il nous avait envoyée *dix mois* auparavant, et que nous avons déjà livrée à la publicité dans plusieurs éditions de notre Traité sur la Constipation. De plus, M. Lefebvre nous a envoyé, à des époques différentes, plusieurs autres attestations d'une pareille nature, qu'il s'était fait un plaisir de nous écrire, tant était grande la reconnaissance qu'il ressentait pour le bien qu'il avait obtenu de l'Ervalenta. Le n° 29 est une des attestations dont nous venons de parler ; il nous l'a envoyée environ *onze mois* avant la précédente.]

N° 29.

GASTRITE DE 40 ANS — CONSTIPATION HABITUELLE.

M. Warton, rue Richelieu, n° 68, à Paris.

Monsieur, plus ont été heureux, pour moi, les résultats de l'emploi de l'Ervalenta, et plus mon inquiétude est grande de n'en pouvoir continuer l'usage, depuis que j'ai appris par mon journal que des recherches rigoureuses étaient faites pour arrêter la vente de certains remèdes. Veuillez me tirer de l'inquiétude en me faisant connaître, si, après avoir épuisé le second envoi que vous m'en avez fait, je puis espérer de m'en procurer un autre.

Je profite de cette lettre pour vous exprimer toute la reconnaissance que je vous dois pour le succès inespéré de votre premier envoi, car malade d'une gastrite chronique depuis environ 40 ans, faisant usage de la seringue depuis plus de 20 ans, et n'en obtenant plus rien cet hiver, je ne pouvais espérer les heureux résultats obtenus de votre premier envoi en avril dernier. Ils sont tels, que depuis cette époque, je n'ai plus employé les lavements, et qu'après avoir usé le premier envoi, j'ai pu cesser, sans aucun inconvénient, pendant quatre semaines, l'usage de l'Ervalenta. Je viens d'entamer le second paquet, et je tremble de ne pouvoir renouveler ma provision ; j'attendrai votre réponse avec impatience.

De quelque manière que j'ai fait usage de l'Ervalenta, le bénéfice que j'en obtiens m'impose une reconnaissance que je me plais à vous réitérer.

Agréez, Monsieur, l'assurance de la considération distinguée de votre dévoué serviteur

Signé LEFÈBVRE aîné.

Le Mans, rue Auvrai, n° 41, 2 août 1842.

N° 30.

(SEPT CAS DIFFÉRENTS.)

1ᵉʳ CAS. — CONSTIPATION HABITUELLE. — *Douleurs dans les intestins.*

2ᵉ CAS.—RÉTENTION D'URINE.—*Diarrhée.*—*Toux avec crachats.*

3ᵉ, 4ᵉ ET 5ᵉ CAS. — *Constipation habituelle.*

6ᵉ CAS. — *Gastrite.* — *Digestion pénible.*

7ᵉ CAS — *Gastrite.*

M. WARTON, rue Richelieu, n° 68, à Paris.

Monsieur, je réponds à votre lettre par laquelle vous me demandez de vous faire connaître le résultat qu'à pu obtenir la farine que vous appelez Ervalenta ; le voici :

J'étais atteint d'une constipation, et je n'allais à la garde-robe que tous les 8 à 10 jours j'éprouvais souvent des coliques et un malaise qui, sans être malade, me tenait dans l'inquiétude de l'avenir ; depuis que je fais usage de votre farine, je vais régulièrement tous les jours et j'éprouve un bien-être marqué : voilà pour moi.

Le sieur Gamard, boulanger de ma commune, a son fils que l'on désespérait de conserver, depuis qu'il fait usage de votre farine, il est beaucoup mieux, sa rétention d'urine a disparu complètement ; il avait une toux qui lui faisait rendre des crachats considérables et l'empêchait de reposer la nuit, maintenant il repose parfaitement bien, il tousse et crache beaucoup moins, et l'on espère, en continuant l'usage de votre farine, le voir rétablir.

Madame Fino, Mademoiselle Léger, M. Bernard, riche propriétaire, ces trois personnes, chacune dans leur position, ne font que se louer du bien que leur a procuré votre farine.

M. Fabier, curé d'Hery, atteint d'une gastrite, ne pouvait manger des crudités; depuis qu'il se sert de votre farine, il mange de tout, sa digestion se fait très facilement et il n'éprouve plus aucune douleur.

M. Fabier, notre curé, m'a autorisé, sur sa responsabilité, de vous faire part que M. Duranton, curé à Armeau, attaqué d'une gastrite, se trouve beaucoup mieux depuis qu'il fait usage de votre farine.

Enfin, c'est unanime; tous ceux qui en font usage, ne disent que du bien; pas un seul n'en dit du mal.

Si vous croyez que ma lettre puisse vous être favorable, j'en certifie le contenu, parce qu'il est conforme à la vérité.

Agréez mes salutations respectueuses,

Signé MALET,

Capitaine en retraite, Chevalier de la Légion-d'Honneur.

Héry (Yonne), 29 juin 1843.

P. S. Nous connaissons votre procès, inséré dans le Bulletin des Tribunaux, et chacun désire que vous obtiendrez le même succès en Cour Royale.

[NOTA. M. le capitaine Malet, en parlant dans le document qui précède, de M. l'abbé Duranton, curé d'Armeau, ne savait pas que nous avions déjà reçu de ce respectable ecclésiastique lui-même, la connaissance du grand bienfait qu'il avait obtenu de l'usage de l'Ervalenta. (*Voir ses attestations*, n°s 13 et 14.)

[NOTA. Cette attestation a été présentée par M. le capitaine Malet à l'occasion de notre procès devant la Cour Royale de Paris.

[Dans une lettre de témoignage précédente, Monsieur le capitaine Malet nous avait donné des détails plus précis sur l'état du fils de M. Gamard, et sur les résultats inattendus qu'il avait obtenus de l'Ervalenta : ces détails se trouvent dans le n° 31 qui suit.]

N° 31.

DIARRHÉE.

Rétention d'urine. — Inhabileté de dormir. — Prostration totale
des forces.

M. WARTON, rue Richelieu, n. 68, à Paris.

Monsieur, je vous dirai avec plaisir que votre Ervalenta a fait sur un jeune homme du pays que j'habite, un bien marqué : il avait été abandonné des médecins, et était dans un état déplorable. Parmi ces maux, peuvent être énumérés : — une diarrhée qui le faisait aller à la garde-robe quatre et cinq fois par jour, une rétention d'urine, l'inhabileté de dormir, et la prostration de ses forces.

Maintenant la diarrhée a disparu, et la rétention d'urine aussi ; — il fait ces deux fonctions comme une personne en pleine santé.

Agréez, Monsieur, les salutations de votre respectueux serviteur,

Signé MALET.
Capitaine en retraite à Héry.

Héry (Yonne), 24 mai 1843.

N° 32.

CONSTIPATION HABITUELLE.

Mal de tête. — Débilité.

M. WARTON, rue Richelieu, n° 68, à Paris.

Monsieur, le genre d'affection qui m'a fait recourir à l'Ervalenta, est un état habituel de constipation, qui, depuis longues années, me rend la vie à charge par les fâcheuses conséquences qu'elle traîne à sa suite, telle que maux de tête, affaiblissement, etc.

Quant aux effets qu'à produit sur moi cette fécule, je ne pourrais dire qu'ils soient aussi complets que je le désirerais, car je suis loin encore d'être radicalement guéri ; mais ce que je puis dire, c'est que j'ai à me féliciter d'avoir recouru à ce moyen, qui m'a été vivement recommandé par un de mes amis, et que j'ai l'espérance, en continuant à y recourir, d'être délivré enfin, et pour jamais de ma triste infirmité. Du reste, je dois ajouter qu'il n'y a point 4 mois encore que j'en ai consommé deux paquets seulement, une troisième demande que je vous ai adressé il n'y a que quelques jours, l'intention bien prononcée où je suis de vous en adresser de nouvelles, les conseils que j'ai donnés à d'autres et qui ont été suivis, d'essayer cette ressource précieuse, vous doivent être un garant et doivent l'être pour tout le monde, de l'estime que je fais de l'Ervalenta, et du regret que j'éprouverais qu'elle fût proscrite.

Je désire bien vivement que ces quelques lignes puissent vous servir, et que vous sortiez en effet victorieux de l'attaque dirigée contre vous.

Agréez, je vous prie, Monsieur, l'assurance de ma considération la plus distinguée.

Signé SEVAUX, prêtre,
Pr. professeur au petit Séminaire, à Mortain.

P. S. Si malheureusement vous alliez échouer, et qu'ainsi il n'y eût plus lieu de s'adresser à vous, j'espère que vous auriez la complaisance de me le faire connaître.

Mortain (Manche), le 29 juin 1843.

[Nota. Cette attestation a été présentée par M. l'abbé Sevaux à l'occasion de notre procès devant la Cour Royale de Paris.

[Dans une lettre que nous avons reçue de M. l'abbé Sevaux, le 15 mai 1843, se trouvent les passages suivants.]

Il y a deux mois environ que j'ai reçu de vous un paquet d'Ervalenta. J'ai à me féliciter d'en avoir fait usage.

7

Dans le moment que je vous écris, *je me trouve mieux que je n'ai jamais été.*

SEVAUX.

N° 33.

CONSTIPATION HABITUELLE.

Débilité effrayante des nerfs et de l'estomac. — Débilité générale.

M. WARTON, rue Richelieu, n° 68, à Paris.

Monsieur, désireux de vous être utile dans les embarras qu'on vous suscite, et bien persuadé d'ailleurs que votre Ervalenta n'est qu'un aliment précieux dans bien des cas, et jamais nuisible, je m'empresse de joindre ma voix à celle de ceux qui, comme moi, ont recueilli d'heureux fruits de l'emploi de cette fécule.

Pour ce qui me regarde, Monsieur, je vous dois une vraie reconnaissance; car, affecté d'une constipation invétérée, qui, ne cédant à aucun régime, à aucune méthode curative, avait fini par réduire mon estomac et mes nerfs à une débilité effrayante, j'ai retrouvé, je me plais à le dire, dans l'usage que je fais de votre fécule, depuis à peu près dix-huit mois, avec quelques petites interruptions, si ce n'est une santé parfaite vers laquelle je marche cependant tous les jours, du moins une amélioration très-marquée, et surtout une vigueur que je ne connaissais plus.

Les lettres que je vous ai écrites pendant ces dix-huit mois, pour vous demander de nouvelles doses d'Ervalenta, et surtout l'invitation que je vous ai faites d'en faire le plutôt possible un dépôt à Genève, sont des garants de l'opinion favorable que ma propre expérience m'en a fait concevoir.

Je désire de tout mon cœur, pour l'humanité, que votre découverte, loin d'être étouffée, soit connue de plus en plus, et contribue ainsi au soulagement de tant de personnes affectées de la même manière que moi.

Au reste, je ne puis croire que dans un pays aussi éclairé que la France, devant une justice si judicieuse et si équitable, l'intérêt de quelques particuliers puisse obtenir la prohibition d'un aliment, qui, quand on le supposerait peu efficace, n'a jamais pu faire aucun mal.

Daignez agréer, Monsieur, mes salutations et le témoignage de ma parfaite considération.

Signé   L'. SORDET,

Ancien professeur du collége académique de Genève, actuellement conservateur des Archives du canton de ce nom.

Genève (Suisse), 30 juin 1843.

[NOTA. Cette attestation a été présentée par M. Sordet, à l'occasion de notre procès devant la Cour Royale de Paris; dans ce document, il confirme plusieurs autres attestations qu'il nous avait envoyées dans le courant des *dix-huit mois* précédents, et que nous ne rapportons pas ici à l'exception de celle numérotée 34, qui est du nombre.]

N° 34.

CONSTIPATION HABITUELLE.

M. WARTON, rue Richelieu, n° 68, à Paris.

Monsieur, l'usage de l'Ervalenta m'a toujours été salutaire, et pendant que j'en fais une partie essentielle de ma nourriture, je me sens non-seulement soulagé de ma constipation, mais plus alerte et plus dispos.

Tous ces jours j'ai regretté de n'avoir pas sous ma main votre fécule, ou du moins que vous n'en ayez pas dans notre ville ou plus près d'elle. Daignez, je vous en supplie, m'en expédier un paquet, aussitôt que vous aurez reçu ma lettre.

Je vous le déclare, Monsieur, j'ai tout-à-fait renoncé à consulter les médecins, qui ne m'ont jamais fait que du mal, et c'est vers vous que je tourne les yeux avec confiance.

Aussi j'ai deux bons amis (dont l'un est un de nos conseillers d'État les plus distingués), qui sont attaqués à peu près de la même indisposition que moi, et que je tâche d'engager à se soigner de même. Sans un peu d'apathie que je leur reproche, et dont je ne suis pas loin de triompher, ils auraient déjà eu recours à votre Ervalenta, dont d'ailleurs je leur ai fait goûter.

Je vous le répète, Monsieur, il est très-fâcheux pour nous que nous n'en trouvions pas à Genève un dépôt, mais j'ose espérer que d'ici à peu de temps, nous aurons cet avantage.

En attendant, Monsieur, vos nouvelles et votre envoi, je vous prie d'agréez l'expression de ma considération et de ma reconnaissance.

Signé L^r. SORDET, Directeur des Archives.

Servette, près de Genève (Suisse), le 14 mai 1843.

N° 35.

(PLUSIEURS CAS DIFFÉRENTS.)

CONSTIPATION HABITUELLE.

M. WARTON, rue Richelieu, n° 68, à Paris.

Monsieur, depuis bien longtemps gêné d'une constipation opiniâtre, malgré tous les remèdes que je pouvais employer, je ne l'ai vu céder qu'après avoir fait usage de l'Ervalenta. C'est après ce heureux résultat que je viens vous remercier de me l'avoir procuré, je suis heureux de vous dire que d'autres personnes que moi à qui j'en ai procuré, s'en sont trouvées très-bien et continuent à en faire usage.

Recevez, je vous prie mes remercîments, et veuillez me croire votre dévoué serviteur.

Signé DELAMARE-BENOIST.

Rouen, le 30 juin 1843.

[NOTA. Cette attestation a été présentée par M. Delamare-Benoist, à l'occasion de notre procès devant la Cour Royale de Paris.]

N° 36.

(PLUSIEURS CAS DIFFÉRENTS.)

CONSTIPATION HABITUELLE. — GÉNÉRALE SOUFFRANCE.

M. WARTON, rue Richelieu, n° 68, à Paris.

Monsieur, il y a longtemps que je voulais vous écrire, pour vous dire combien j'étais heureux d'avoir suivi votre traitement; ma négligence m'a empêché de le faire, mais maintenant que je sais que vous êtes tourmenté (par le procès du ministère public), je ne veux plus différer.

Ainsi que je vous le mandais dans le mois d'octobre dernier, depuis 1827, j'étais sans cesse malade par suite d'une constipation qui avait résisté à tous les remèdes que les différents médecins m'avaient ordonnés. Depuis cette époque, je prenais tous les jours au moins un lavement, et mon état ne faisait qu'empirer. Enfin, lorsque je vis dans les journaux l'annonce de l'Ervalenta (et j'étais tellement malade à cette époque, que mes parents et mes connaissances m'ont dit depuis que tous m'avaient condamné), que je me détermine à vous prier de m'envoyer un paquet d'Ervalenta et de la Mélasse; je cessais les lavements, et après un mois, c'est-à-dire le 15 novembre, je commençais à obtenir quelque résultat ; j'ai persévéré, et je persévère toujours, car je me trouve très-bien , j'ai pris un peu d'embonpoint, j'ai bonne couleur , et ne suis plus constipé.

Je n'ai pas mangé de pain de froment depuis le mois d'octobre, ni mangé d'autres potages que ceux faits avec l'Ervalenta. Je crois que je serais tout-à-fait guéri, si je pouvais me décider à faire beaucoup d'exercice à pied, mais je vous avoue que je suis très-paresseux.

Je dois vous dire que mon docteur, M. Dieulafoy, d'après l'effet que m'a produit ce régime, l'a ordonné à quelques-uns de ses malades, qui sont venus me trouver pour être bien fixés sur la manière d'agir, et pour savoir si vraiment le remède était bon. Vous ne devez vous douter quelle a été ma réponse, et je puis vous certifier que deux de ces malades entre autres se trouvent beaucoup mieux.

Je crois que je continuerais ce régime encore bien longtemps ; je n'ose en changer, tant je crains de rechuter.

J'avais lu, dans un journal de médecine que mon docteur m'avait prêté, la mauvaise chicane que l'on vous cherchait ; je croyais que cela était terminé : je désire bien sincèrement que ma lettre puisse contribuer à vous faire sortir victorieux de cette lutte que la jalousie vous a suscitée. Soyez assez bon pour m'en faire connaître le résultat, car vraiment je m'intéresse fort à tout ce qui vous concerne, avec d'autant plus de raison que je vous regarde comme mon sauveur.

Veuillez agréer, Monsieur, l'expression de mes sentiments distingués.

Signé LE COMTE DE FERRABOUC.

Toulouse, 5, place Lafayette, 1er juillet 1843.

[NOTA. Cette attestation a été présentée par M. le comte de Ferrabouc à l'occasion de notre procès devant la Cour Royale de Paris.]

N° 37.

CONSTIPATION HABITUELLE.

Forte débilité de l'estomac. — Douleurs perpétuelles de cet organe. — Accablement de douleurs dans tous les membres. — Incapabilité de marcher.

M. WARTON, rue Richelieu, n° 68, à Paris.

Monsieur, il y a eu un an, le 10 du mois précédent, que je fais usage de l'Ervalenta ; je me trouvais alors dans la plus fâcheuse situation. La constipation, qui m'a toujours été naturelle, était tellement forte que depuis plusieurs mois je ne pouvais supporter aucun aliment solide ; ma nourriture ne consistait plus que dans quelques bouillies très-liquides, pour éviter les maux d'estomac que j'éprouvais sans cesse en prenant des aliments plus consistants. Ma constipation était telle, que malgré l'usage fréquent et journalier de lavements et même de médecines laxatives, je ne pouvais obtenir qu'avec beaucoup de peine une ou deux selles par semaine ; en outre, j'étais accablé de douleurs dans tous les membres, au point de ne pouvoir plus faire un pas hors de chez moi ; mais au bout de quinze jours d'usage de l'Ervalenta mes fonctions alvines étaient rétablies dans leur état normal, et mes douleurs avaient presque entièrement disparues ; tellement que depuis dix mois à peu près je jouis de la plus parfaite santé, toutefois en continuant toujours l'usage de l'Ervalenta à la dose de 60 grammes par jour en deux potages.

C'est à ce précieux aliment que je dois l'état satisfaisant dont je jouis maintenant ; à l'égard de quoi, Monsieur, je vous dois, non-seulement de la reconnaissance, mais plus encore, de la gratitude.

Je suis, Monsieur, avec la plus parfaite considération, votre très humble serviteur.

Signé BARBIER, officier en retraite.

Rouen, rue de la Seille, n° 1, 1er juillet 1843.

Je suis désespéré de n'avoir pu recevoir plus tôt votre lettre du 27 juin ; elle ne m'est parvenue qu'hier soir à la campagne.

Si par malheur vous veniez de perdre votre cause, veuillez avoir la bonté de m'en prévenir, afin que je puisse prendre, s'il se peut, quelques paquets d'Ervalenta chez madame Gosset (votre dépositaire à Rouen.)   B.

[NOTA. Cette attestation a été présentée par M. Barbier à l'occasion de notre procès devant la Cour Royale de Paris.]

N° 38.

(TROIS CAS DIFFÉRENTS.)

CONSTIPATION HABITUELLE. — INDIGESTION.

Embarras d'estomac. — Insomnie, etc.

M. WARTON, rue Richelieu, n° 68, à Paris.

Monsieur, tourmenté depuis plusieurs années de la constipation, ma seule maladie qui me causait des indigestions, des embarras d'estomac, insomnies, etc., j'en avais parlé à plusieurs médecins. Ces messieurs n'avaient su la combattre que par des lavements et purgatifs dont je n'ai pas souvent eu occasion de me louer, exceptez-en l'Irroé. A mon voyage à Paris, en septembre dernier, je me rendis auprès de vous, et sur le vu de la lettre de M. Gardiol d'Apt, je ne balançai pas à acheter un paquet de votre Ervalenta. J'en ai fait usage et m'en suis admirablement bien trouvé. *Ma santé n'a jamais été aussi bonne.* Ma mère et ma belle-mère s'en sont aussi parfaitement bien trouvées.

Aussi ai-je profité de mon parent, M. Nelzon Armand, de Nîmes, pour vous en faire acheter en juin dernier.

Si au lieu d'habiter une très-petite ville, j'en habitais une grande, je me ferais un plaisir de parler de votre Ervalenta et vous en demanderais un dépôt, moins dans un but de profit, que dans l'intention d'être utile à mes semblables.

Je vous avais témoigné le peu de confiance que j'avais en votre annonce ; j'ai vu le public et moi-même si grossièrement trompé par une foule de remèdes approuvés par les facultés, autorisés par le gouvernement, qu'il ne fallut rien moins qu'une conversation avec vous, Monsieur, pour me décider à essayer de votre Ervalenta, en qui vous m'inspirâtes confiance.

Je suis très-connu par ma véracité, et vous pouvez montrer ma lettre à beaucoup de négociants de cette ville, Avignon, Uzès, Nîmes, etc., etc. ; elle vous sera utile.

Agréez, Monsieur, mes salutations les plus distinguées.

Signé DELEUZE.

Roquemaure (Gard), 2 juillet 1843.

[NOTA. Cette attestation a été présentée par M. Deleuze, à l'occasion de notre procès devant la Cour Royale de Paris; par ce document, il confirme une attestation de la même nature qu'il nous avait envoyée *plusieurs mois* auparavant.]

N° 39.

(DEUX CAS DIFFÉRENTS.)

CONSTIPATION HABITUELLE.

Maux de tête fréquents. — Douleurs presque continuelles dans les jambes. — Pulsations. — Défaillance. — Insomnie. — Mauvaise digestion.

M. WARTON, rue Richelieu, n° 68, à Paris.

Monsieur, n'ayant pas à douter du plaisir que vous mettez toujours à apprendre de ceux qui font usage de votre Ervalenta les bons effets qu'elle leur procure ; je m'empresse de vous en dire aujourd'hui quelques mots. Il me semblait réellement impossible qu'un moyen curatif et assez puissant pour détruire la constipation invétérée surtout, se trouvât renfermé dans la vertu d'une simple farine. L'expérience a bien servi à me démontrer et prouver le contraire. Je puis donc ne pas craindre de dire que l'usage habituel et journalier des agréables potages composées de cette farine est pour les malheureuses personnes atteintes de la constipation leur unique et véritable *ancre de salut.*

Le jeune homme, Monsieur, pour qui je vous avais demandé

précédemment un paquet de ladite farine, avec prière de le joindre à celui que je vous réclamais pour moi-même, a déjà obtenu le plus grand soulagement : sa satisfaction et son étonnement sont, je vous l'avoue, à la fois à leur comble, et sa joie est d'autant plus grande, qu'il ne doute plus de voir renaître en lui ce bon état de santé, qu'une affection intestinale lui avait enlevée et qu'il avait pendant si longtemps désespéré de recouvrer ; des secours innombrables de l'art lui ayant toujours été vainement administrés.

C'est un de mes meilleurs amis, pour qui je m'intéresse beaucoup. Nous nous voyons fréquemment, et trouvons l'un et l'autre une consolation qui nous est réciproque, surtout quand notre conversation s'étend sur cet admirable moyen de nous voir un jour délivrés de deux maladies semblables et si cruelles. Nous disions encore hier, et de gaieté de cœur, je vous l'assure, nous serons donc enfin rendus à la vie.

Pour mon compte, mon cher Monsieur, après plus de vingt ans de souffrances de la constipation la plus acharnée, las d'avoir employé inefficacement mille remèdes, contraint de céder à mon infortune, je m'étais résigné à la patience, suppliant toutefois l'Éternel de hâter mon heure fatale et mettre ainsi un terme à cette inexorable constipation, source naturelle de tant d'autres maux dont je me voyais accablé.

Actuellement, Monsieur, depuis que j'ai connu cette excellente substance farineuse et alimentaire, portant le titre d'*Ervalenta*, qu'une main toute divine a sans doute mise entre les vôtres, pour le bien de l'humanité souffrante ; depuis, dis-je, que j'ai le bonheur de savourer les agréables potages, je suis forcé de reconnaître que de tous les moyens employés jusqu'ici pour combattre et vaincre une maladie telle que celle de la constipation, la seule et unique ressource curative ressort des propriétés bienfaisantes et salutaires renfermées dans ladite farine.

Dans le temps, Monsieur, j'avais eu l'honneur de vous donner connaissance des diverses incommodités dont je me trouvais atteint ;

je vous citais d'abord les maux de tête fréquents dont j'avais à souffrir ; les douleurs presque continuelles que j'éprouvais dans les jambes ; les pulsations auxquelles j'étais en butte, surtout à l'issue de mes repas ; les défaillances, les insomnies, effets funestes des mauvaises digestions qui ne m'étaient malheureusement que trop ordinaires ; tous ces divers fléaux de mon existence, fomentés pendant si longtemps par cette maladie mère (la Constipation) ! qui régnait d'une manière irrésistible autour de ma machine et sur un de ses points les plus délicats, ont peu à peu diminué de leur intensité et ont fini par disparaître presqu'en totalité.

Veuillez recevoir, mon cher Monsieur, l'expression des sentiments de ma plus vive reconnaissance et de considération la plus distinguée avec laquelle j'ai l'honneur d'être,

Votre très-humble serviteur.

Signé F. GARDIOL.

Bonnieux (Vaucluse), 3 juillet 1843.

[NOTA. Cette attestation a été présentée par M. Gardiol, à l'occasion de notre procès devant la Cour Royale de Paris. Par ce document, M. Gardiol confirme l'attestation de la même nature qu'il nous avait envoyée *dix mois* auparavant, sous la date du 17 septembre 1842, d'Apt (Vaucluse), et que nous avons livrée à la publicité dans plusieurs éditions de notre Traité sur la Constipation.]

N° 40.

(DEUX CAS DIFFÉRENTS.)

Guérison extraordinaire d'un Médecin

DE LA FACULTÉ DE PARIS ,

AU MOYEN DE L'ERVALENTA.

1er CAS. —*Maladie générale et grave.*—*Constipation habituelle.*

2e CAS. — *Maladie grave.* — *Dépérissement horrible.*

M. WARTON, rue Richelieu, n° 68, à Paris.

Monsieur, je viens aujourd'hui m'acquitter envers vous d'une dette bien sacrée, celle de la reconnaissance, et je ne sais trop comment m'y prendre pour vous l'exprimer.

En effet, Monsieur, quelles sont les paroles qui peuvent suffire pour vous remercier du service que vous m'avez rendu. Il n'en est pas, et tout ce que je pourrais vous dire, resterait au-dessous de ce que mon cœur vous voue de gratitude.

Abandonné et condamné par tous les médecins qui m'environnent, je me porte aujourd'hui à merveille. Je dois ma guérison à votre Ervalenta, et cette guérison est, selon l'expression du docteur Sicot, un miracle.

Je vous dois donc la vie, et comme rien au monde ne peut être mis en parallèle, je suis dans l'impossibilité de récompenser un tel service autrement qu'en vous priant, Monsieur, d'être bien persuadé que pendant tout le temps que je conserverai encore cette vie que je tiens de vous, je la consacrerai à faire des vœux pour votre parfait bonheur et à propager, autant qu'il sera en mon pouvoir, l'usage de l'Ervalenta.

Je vous apprendrai avec plaisir que M. le docteur Sicot, qui était aussi malade, et dans un état de dépérissement horrible, s'est également guéri avec l'Ervalenta, et c'est d'après mes conseils. Comme vous le voyez, le malade a guéri le médecin.

Veuillez, je vous prie, Monsieur, recevoir mille et mille actions de grâces de ma part et disposer de moi en toute occasion. Je serai très-heureux que vous me mettiez à même de vous prouver toute ma reconnaissance.

C'est dans ces sentiments que j'ai l'honneur d'être, Monsieur, votre très-humble serviteur.

Signé E. AUBERT.

Bretteville-l'Orgueilleux, près de Caen (Calvados), 4 juillet 1843.

N° 41.

TÉMOIGNAGE DE MADAME LA SUPÉRIEURE DES DAMES RELIGIEUSES,

AU COUVENT A AUTUN (SAÔNE-ET-LOIRE).

M. WARTON, rue Richelieu, n° 68, à Paris.

Monsieur, madame la Supérieure me charge de vous dire, combien elle a été satisfaite des bons effets qu'a produit l'Ervalenta. La personne qui en a fait usage, se trouve beaucoup mieux portante depuis qu'elle a suivi *exactement* le régime indiqué dans votre avis. Elle vous en fait ses remercîments, et vous prie de lui envoyer un nouveau paquet de votre excellente Ervalenta, le plutôt possible.

Madame la Supérieure se fera un plaisir, Monsieur, de faire connaître ce remède, si bon, aux personnes de sa connaissance, croyant par là rendre un vrai service aux personnes dont la santé est débile.

J'ai l'honneur d'être, avec une parfaite considération, Monsieur, votre très-humble serviteur.

Signé L. LIOTARD,
Religieuse du Sacré-Cœur.

Couvent à Autun (Saône-et-Loire), 18 juillet 1843.

N° 42.

CONSTIPATION HABITUELLE.—HÉMORRHOIDES.

M. WARTON, rue Richelieu, n° 68, à Paris.

Monsieur, j'ai vu avec peine dans l'*Estafette* du juin présent mois, que vous aviez éprouvé des désagréments devant les tribunax, pour le moyen que vous avez employé avec succès *réel* contre la constipation ; je dis *moyen*, mot qui convient mieux que celui de *remède*, que l'on a trop sévèrement interprété, car c'est plutôt un *moyen* qu'un *remède*, puisqu'il tend plutôt à exclure les remèdes proprement dits, qu'à les favoriser.

Comme vous avez été renvoyé de la plainte et qu'on ne vous en a pas interdit la vente, je pense que vous continuerez d'en fournir, mais à un prix plus modéré, et, dans ce cas-là, je continuerai l'usage, parce que j'en ai éprouvé du bien : marquez-moi, je vous prie, vos intentions à cet égard, et n'en déplaise à MM. Chevalier (1) et les juges, j'en continuerai, et le conseillerai à ceux qui me consultent à ce sujet. J'attends votre réponse, et je vous salue avec considération.

Signé JACQUET.

Montfort-l'Amaury (Seine-et-Oise), 11 juin 1843.

N° 43.

[Dans une lettre que M. BETOUT, rue du Faubourg-du-Roule, n° 44, à Paris, a adressé à M. Warton, sous la date du 11 juin 1843, le passage suivant se trouve :]

Madame BETOUT profite de cette occasion pour consigner ici les éloges dus au mérite de votre farine d'Ervalenta, dont elle recueille depuis longtemps les merveilleux effets.

N° 44.

[NOTA. Les deux lettres suivantes, n° 44 et n° 45, qui ont été reçues par suite de notre procès en Police Correctionnelle, n'ont pas moins occupé l'attention des juges, lors de notre procès devant la Cour Royale de Paris. *Le Journal du* COMMERCE *du 8 juillet* 1843,

---

(1) M. Chevalier est le chimiste qui a analysé l'Ervalenta, à la commande du Ministère Public.

dans son compte rendu dudit jugement, rapporte ces deux Déclarations.]

M. WARTON, rue Richelieu, n° 68, à Paris.

Monsieur, j'ai eu connaissance de votre procès en Police Correctionnelle, et pourtant je vous demande encore de votre substance, parce que je crois que son usage m'est salutaire.

Je vous prie donc de mettre à la voiture de Provins, rue Coq-Héron, n. 6, pour M. Amy, un paquet de fécule et une grande bouteille de Mélasse.

J'ai l'honneur d'être, Monsieur, votre très humble serviteur,

Signé ALP. AMY.

Provins (Seine-et-Marne), 22 juin 1843.

[NOTA. Ayant instruit M. Ami que ces deux produits n'avaient pas subi de diminution de prix par suite du procès, il nous faisait l'honneur d'écrire la réponse suivante, n° 45.]

N° 45.

M. WARTON, rue Richelieu, n° 68, à Paris.

Monsieur, malgré la non-diminution du prix de l'Ervalenta et de la Mélasse, je persiste à vous demander un paquet de l'une et une grande bouteille de l'autre, parce que je crois trouver un avantage *certain* dans leur usage.

J'attends donc, Monsieur, par le prochain retour de la voiture rue Coq-Héron, n. 6, les articles que je vous ai demandés.

J'ai l'honneur d'être votre très-humble et très-obéissant serviteur.

Signé ALP. AMY.

Provins (Seine-et-Marne), 24 juin 1843.

N° 46.

MALADIE GÉNÉRALE ET GRAVE.

Monsieur GUERINEAU père, chez M. Deschamps, négociant, rue du Hazard-Richelieu, 8, à Paris.

Mon bon père, ne manquez pas d'apporter deux paquets d'Ervalenta, de chez Warton, rue Richelieu, n. 68. C'est à cette farine que maman doit son rétablissement, *et que nous devrons tous d'être un peu tranquilles ;* ainsi ne manquez pas de faire cette commission : chaque paquet pèse 8 livres.

Au plaisir de vous voir, père aimé ; recevez de nous tous mille baisers, et comptez sur l'affection et le dévouement de votre fils.

Signé BONEAU GUERINEAU.

Châtellerault, 30 juin 1843.

N° 47.

PARALYSIE.

Constipation habituelle. — Insomnie. — Vertiges. — Irritation de l'estomac et des entrailles. — Douleurs continuelles des nerfs.

M. WARTON, rue Richelieu, n° 68, à Paris.

Monsieur, il y a huit ans que je suis affecté d'une paralysie sur tout le côté droit. Dès le commencement de cette longue période, j'ai été atteinte d'une *constipation* douloureuse, très-opiniâtre, et extrêmement difficile à supporter. J'ai été contrainte, par des affections aussi graves, d'avoir recours, pour me soulager, à toutes les ressources de la médecine et de la pharmacie ; mais, par suite des médicaments que j'ai employés pour combattre la constipation, j'ai éprouvé des insomnies, des vertiges et des irritations de l'estomac et des entrailles, tels que, pendant ces années de souffrances, j'ai souvent pu croire que le moment n'était pas éloigné où je succomberais à mes douleurs.

Il y a six mois que j'ai commencé à faire usage de l'Ervalenta, importé de l'Afrique par M. Warton de Paris, rue Richelieu, n° 68, et je m'en sers encore. Depuis son emploi, j'ai complètement abandonné toutes les médecines purgatives et laxatives, ainsi que les lavements. Le résultat est tel, que je me trouve pour ainsi dire régénéré : maintenant plus d'insomnies, plus de vertiges, plus d'irritations ; aussi, si je ne ressentais plus de ces douleurs presque continuelles de nerfs, ni cette raideur paralytique qui s'oppose sans cesse aux mouvements que je voudrais faire, je me croirais dans mon état normal.

Cependant je dois reconnaître que dans ma paralysie, il y a une amélioration *frappante* depuis que j'ai fait usage de l'Ervalenta ; d'où je puis, il me semble, légitimement conclure que, comme la guérison de ma paralysie a déjà fait de grands progrès, sans aucune rechute, j'approcherai plus près encore d'une guérison complète, en continuant l'usage du même moyen. Je suis même très-disposé à croire que si je n'étais pas aussi âgée (66 ans), je guérirais totalement.

Dans le cas, cependant, où ce jour tant désiré n'arriverait jamais, il serait toujours vrai que mon état paralytique est amélioré et s'améliore encore chaque jour ; que je suis rajeunie ; que j'ai un teint frais que je n'avais pas depuis bien des années ; que ma santé n'est plus exposée à ces nombreux et fâcheux accidents que j'ai ressentis de tous côtés durant les huit ans qui ont précédé l'emploi de l'Ervalenta, et que, possédant les forces que je n'avais pas pendant cette longue période, les mêmes causes nuisibles ne produisent plus sur moi les mêmes effets malfaisants. C'est pourquoi, actuellement, la vie ne m'est plus à charge ; je suis, au contraire, gaie, et, il faut le dire, comparativement heureuse.

Étant infirme, je ne puis pas, à mon âge, sans me résigner à mourir bientôt, recevoir les innombrables visites auxquelles la publicité de cette attestation avec l'indication de mon nom et de ma demeure pourrait donner lieu ; c'est pourquoi je ne puis me faire connaître au public ; mais, voulant faire pour l'humanité souffrante autant de bien que je puis, sans sacrifier ma vie, j'ai invité mon médecin à recevoir les visites du public pour moi. Il montrera, par des preuves convaincantes, que cette attestation n'est fondée que sur la réalité des faits mêmes ; il donnera aux personnes qui le demanderont toute satisfaction sur les détails de ma maladie, et tous les renseignements qu'elles pourront désirer sur ma guérison. Le nom et l'adresse de mon médecin sont :

M. JACQUIN, M. D.

Paris, 6, rue d'Amboise, 10 mai 1842

N° 48.

DIGESTION DIFFICILE. — CONSTIPATION HABITUELLE.

M. WARTON, rue Richelieu, n° 68, à Paris.

Monsieur, j'ai reçu et presque entièrement consommé tout le paquet d'Ervalenta que vous m'avez fait l'honneur de m'adresser ; il m'a fait beaucoup de bien, en ce que je digère beaucoup mieux ; mais il ne m'a pas rétabli parfaitement ; les évacuations alvines et la constipation règnent toujours quoiqu'à un degré moins fort.

Cependant j'ai pu suspendre totalement tout lavement et toute tisane.

Mon intention est d'en essayer encore un paquet, pour voir s'il me guérira radicalement. Je vous prie de me l'expédier sous le nom et à l'adresse de M. Garagnon, marchand à Sisteron (Basses-Alpes).

Dans l'attente de vos nouvelles, j'ai l'honneur de vous saluer.

Signé SIGNORET, curé.

Melve, arron^t. de Sisteron (Basses-Alpes), le 1er juin 1842.

N° 49.

CONSTIPATION HABITUELLE.

Bourdonnement dans la tête. — Tintements aux oreilles. — Douleur rhumatismale. — Permanence des saburres dans les voies digestives. — Affection nerveuse.

M. WARTON, rue Richelieu, n° 68, à Paris.

Monsieur, sujet à une constipation plus ou moins opiniâtre depuis quelques années, j'ai dû recourir sans cesse aux lavements et aux purgatifs; mais, fatigué de ces moyens inefficaces, je profitai de l'indication que l'on me fit de votre Ervalenta, de laquelle j'ai fait usage pour la première fois en octobre 1841. Des évacuations naturelles eurent lieu pendant ce mois, et, quoique je ne l'employai qu'un mois, elles continuèrent une partie de l'hiver; elles cessèrent progressivement, alors la constipation reparut aussi rebelle qu'autre fois.

Ce nouvel état de choses s'étant compliqué d'un bourdonnement dans la tête, de tintements aux oreilles, d'une douleur rhumatismale affectant la partie gauche depuis la hanche jusqu'au bas de la jambe, enfin, d'une permanence de *saburres* dans les voies digestives, je revins de nouveau, le premier mai dernier, à l'usage journalier de l'Ervalenta pour une partie de ma nourriture; aussi ai-je vu cesser la constipation et les incommodités que je viens de citer, excepté cependant l'affection nerveuse, dont l'intensité augmente et se fait vivement sentir. Le soir, je frictionne cette partie gauche, et je l'exerce chaque jour par la marche, en faisant deux ou trois lieues, sans que ces moyens mécaniques m'aient procuré de soulagement.

Incertain si je dois essayer de combattre cette affection par des purgatifs, ou si je dois m'en tenir au régime de l'Ervalenta, dont les effets sur les intestins paraissent susceptibles de la faire cesser, je vous prie, Monsieur, de m'aider de vos conseils à cet égard, désirant ne pas agir contrairement aux prescriptions mentionnées dans les brochures qui accompagnent les paquets d'Ervalenta.

J'ai servi 32 ans, et je suis en retraite depuis 4 ans, j'ai maintenant 54 ans.

Je crois devoir vous faire observer que cette partie gauche en question a été, il y a 25 ans, fortement contusionnée par suite d'une violente chute de cheval de ce côté : cependant je n'y ai jamais ressenti de douleur depuis.

J'ai l'honneur d'être, avec les sentiments les plus distingués, Monsieur, votre très-humble et très-obéissant serviteur.

Signé   le baron BRADY DE LOGTHÉE.

Paris, place Royale, n° 15, le 21 juin 1842.

N 50.

GASTRITE. — DIGESTION DIFFICILE.

Constipation habituelle. — Mélancolie. — Sommeil agité. — Tête pesante. — Bouche mauvaise. — Yeux abattus. — Ouïe pénible. — Estomac chargé. — Ventre résistant et douloureux. — Côtés durs et pleins. — Renvois aigres. — Respiration courte. — Malaise général.

M. WARTON, rue Richelieu, n° 68, à Paris.

Monsieur, je ne sais de quelle manière vous témoigner ma reconnaissance, ni en quels termes parler de votre précieuse Ervalenta, tant elle a été un remède souverain pour moi.

A l'âge de 29 ans, j'ai été affecté de la gastrite. J'ai ressenti pendant 14 ans les symptômes de cette maladie. J'étais sans intermission au régime, toujours constipé, et forcé tous les trois jours de prendre un lavement. Ma digestion était pénible au-delà de toute expression, j'étais toujours maladif, et mes souffrances m'avaient rendu continuellement mélancolique. Pendant les trois dernières années, j'ai été quatre fois gravement malade, toujours de la gastrite, sans être jamais guéri.

Par l'effet d'un heureux hasard, j'ai vu sur le journal le *Siècle : Plus de constipation. Plus de lavements. Plus de médecines ;* ces mots me frappèrent fortement, car depuis 14 ans, la constipation avait été mon tourment. De suite j'en fis part à mon frère, qui habite Paris, et le priai d'aller vous consulter ; quelques jours après, savoir, le 28 mai, je reçus un paquet d'Ervalenta. Lorsque le paquet arriva, j'étais constipé comme d'habitude, et fus obligé de prendre un lavement avant de pouvoir souper. Le soir même on me fit un potage de cette farine ; je le trouvai très-bon. Je soupais habituellement avec de la panade ou de la bouillie ; l'une et l'autre me faisaient toujours mal ; elles digéraient difficilement, et le sommeil était toujours agité. Cette même nuit, je dormis d'un profond sommeil, et la digestion se fit sans douleurs, et à dater du 28 mai, c'est-à-dire du jour même que j'ai reçu le paquet, je puis dire sans hésitation avec vous : *Plus de constipation. Plus de lavements. Plus de médecines.*

Les symptômes de ma maladie, outre ceux qui précèdent, étaient la tête pesante, la bouche et la langue mauvaises, les yeux abattus, l'ouïe pénible, l'estomac chargé, le ventre résistant et douloureux, les côtés durs et pleins, des renvois aigres, la respiration courte, constipation excessive ; en un mot, maladie depuis la tête jusqu'aux pieds. Eh bien ! Monsieur, de tout cela, il ne m'en reste que le souvenir, à l'exception de la langue, qui demeure mauvaise ; je dois croire pourtant que par la suite elle reprendra son état naturel.

Pour mon souper, je mange tous les soirs à la même heure 80 grammes d'Ervalenta ; par suite de cela, je vais à la garde-robe copieusement, sans effort et sans dévoiement. Aussi ai-je le corps léger et la voix bien plus sonore qu'avant l'usage de l'Ervalenta. Eprouvant un changement si extraordinaire et aussi subit, j'ai failli devenir fou de joie.

Je ne mange pas de viande, et je ne bois de vin que coupé d'eau.

Je ferai usage de l'Ervalenta tant que j'aurai la langue chargée, car la langue est l'indicateur dans toutes les maladies.

Pour m'avoir sauvé, au moyen de votre excellente Ervalenta, d'une aussi cruelle maladie, recevez, Monsieur, mes remercîments les plus sincères, et croyez que je suis votre serviteur avec le plus profond respect.

Signé GARDÈCHE, Nicolas-François.

Reims (Marne), rue de Chativelles, n° 32, 28 juin 1842.

[NOTA. Ayant prié M. Gardèche de nous indiquer quelqu'un à Reims qui pût recevoir un dépôt de l'Ervalenta, en nous répondant, il a ajouté ce qui suit : on remarquera que sa lettre est datée de deux mois après celle qui précède.]

M. WARTON, rue Richelieu, n° 68, à Paris.

Par la raison que j'avais une digestion extrêmement mauvaise et difficile, je me suis habitué à prendre plusieurs choses pour la faciliter, telles que le sucre, ou des objets confectionnés avec du sucre, tels que les bonbons, les pastilles, les sirops, objets qui, soi-disant, doivent tout guérir, mais qui, en définitive, ne guérissent rien ; s'ils allègent quelque peu les souffrances provenant des digestions pénibles, c'est au plus tout ce que l'on peut affirmer ; mais pour le résultat de mon traitement à l'emploi de l'Ervalenta, il en a été tout autrement, car depuis que j'en ai fait usage, j'ai perdu l'habitude du sucre ; je n'ai plus besoin de rien pour provoquer la digestion ; je ne sais plus ce que c'est que de mal digérer, ayant toujours l'estomac léger et le ventre libre. Je suis dispos, mon travail ne me fatigue plus, aussi je suis heureux. C'est à vous, Monsieur, que je suis redevable pour tout ce bonheur. Depuis trois mois que je fais usage de ce précieux aliment, je n'ai ressenti aucun retour de mes maux, ni aucune autre indisposition.

Je suis, Monsieur, avec le plus profond respect, votre dévoué serviteur.

Signé GARDÈCHE Nicolas-François.

Reims, rue de Chativelle, n. 32, 27 août 1842.

N° 51.

CONSTIPATION HABITUELLE.

M. WARTON, rue Richelieu, n° 68, à Paris.

Monsieur, après avoir employé dans l'espace de trente-six jours dix livres de l'Ervalenta, j'ai cru devoir vous faire part de son effet.

Je suis né en 1763, ma constipation a commencé en 88 ; ce n'était qu'en 1830 qu'elle augmenta considérablement et que j'éprouvai de grands malaises. J'ai l'espoir que l'excellente Ervalenta va la seconder, car depuis trente-six jours que j'en prends, je n'ai pas manqué un jour d'aller à la garde-robe, ce qui ne m'était jamais arrivé depuis plus de cinquante ans. On me trouve une mine plus fraîche. Je vous ferai observer que depuis 1830 j'ai pris des lavements sans nombre, et que depuis que j'emploie l'Ervalenta, je n'ai pas eu besoin de les employer.

Recevez mes sincères salutations,

Signé PASQUET.

Saint-Benoît-sur-Sarthe, par Chemiré-le-Gaudin, ce 13 uillet 1842.

N° 52.

CONSTIPATION HABITUELLE.

M. WARTON, rue Richelieu, n° 68, à Paris.

Monsieur, ayant été témoin de l'heureux résultat obtenu par le moyen de votre farine d'Ervalenta, par l'un de mes confrères, je vous fais la demande d'une boîte de cette même farine, pour une de mes sœurs âgée de 31 ans : depuis six ans, elle est dans un état de constipation presque continuel.

Veuillez, Monsieur, recevoir mes civilités respectueuses,

Signé E. LEDUC, *prêtre*.

Angers, petit Séminaire, le 22 juillet 1842.

N° 53.

CONSTIPATION HABITUELLE. — HÉMORRHOIDES.

Monsieur WARTON, j'ai reçu par mon frère l'envoi de l'Ervalenta qu'il a pris chez vous. Ne sachant pas, lorsque je lui demandai l'effet que produisait cet aliment, je ne lui avais demandé que des renseignements ; il m'a envoyé l'objet, j'en ai été fort content après l'avoir employé quelques jours. Quant à moi, je pense que l'Ervalenta me sera très-utile en l'employant assez fréquemment, vu que je suis souvent constipé au point d'avoir des hémorrhoïdes par suite de l'application continuelle que je mets à mon état de graveur,

Agréez, Monsieur, l'assurance de mon dévouement,

Signé P. SCHREIBER, *graveur.*

Clermont-Ferrand, le 23 juillet 1842.

N° 54.

CONSTIPATION HABITUELLE.

Monsieur WARTON, la première fois que je me présentai chez vous pour prendre de la farine d'Ervalenta, annoncée dans votre prospectus, vers les premiers jours de juin dernier, vous me priâtes d'en remarquer les effets, et d'avoir l'obligeance de vous en rendre compte.

Mon épouse, pour qui cette farine était destinée, en fait usage depuis ce moment ; elle s'est trouvée mieux au bout de trois jour$_s$ de son emploi, et elle a continué depuis ce temps sans interruption toujours au moins une fois par jour ; elle en fait ses déjeûners, au lieu de chocolat et de café qu'elle prenait auparavant.

Depuis au moins six ans , elle ne pouvait aller à la garde-robe que par les lavements, et encore, par ce moyen même, presque sans effet, et aujourd'hui et même depuis cette époque (premiers jours de juin), elle va régulièrement tous les jours. Elle est si joyeuse, qu'elle m'a prié de vous dire combien ce potage lui a été favorable.

J'ai reçu hier le paquet que je vous ai demandé, et dont vous avez reçu le montant.

J'ai l'honneur de vous saluer.

Signé DE LASIAURE, *propriétaire.*

Paris, rue Rousselet-St-Germain, n° 11; 6 septembre 1842.

N° 55.

DIARRHÉE HABITUELLE.

Souffrances des variations atmosphériques. — Rhumes continuels. —Toux affreuse.—Digestion pénible.—Vents excessifs.—Infirmités et souffrances habituelles. — Froid glacial. — Maux de dents horribles. — Névralgies effroyables. — Rhumatismes. — Sciatique continuelle.—Courbatures.—Fluxions sur les yeux et sur les oreilles. — Faiblesse et lassitude excessives du corps.— Jambes tremblantes et vacillantes. — Manque de sommeil.— Expectoration abondante. — Peu d'appétit.—Les facultés morales et la force de l'esprit affaiblies.—Irrésolution.—Hésitation.—Plus de mémoire.

M. WARTON, rue Richelieu, n° 68, à Paris.

Monsieur, après avoir vu plusieurs fois dans le *Journal des Villes et Campagnes* l'avis concernant la constipation, je rencontrai un jour une pauvre femme de ma connaissance qui me parut souffrante et malade. L'ayant un peu interrogée sur les causes qui la rendaient presque méconnaissable, une constipation opiniâtre fut mise au nombre des maux dont elle me fit le détail. De retour chez moi, l'idée me vint de voir s'il n'y aurait pas moyen de me procurer l'indication des moyens proposés par vous pour la combattre, que vous annonciez envoyer franco à ceux qui vous en feraient la demande. Ne croyant pas cependant que cet envoi dût concerner les personnes d'un autre pays que la France, je crus devoir m'adresser à l'un de nos libraires pour me le procurer à moins de frais. Il n'y a que quelques jours qu'il m'a fait remettre l'exposé du moyen.

Après sa lecture bien réfléchie, bien pesée et bien comprise, par une personne aussi habituellement malade et souffrante que je le suis moi-même, j'ai trouvé que l'Ervalenta pourrait peut-être me convenir mieux qu'à qui que ce puisse être ; car ma constitution, éminemment lymphatique et nerveuse, se trouve certes depuis bien des années dans cet état d'abaissement des forces vitales que vous peignez si bien dans votre exposé. Il y a une quinzaine d'années que j'ai été atteinte d'une gastrite très-intense ; deux médecins m'ont traitée l'un après l'autre ; mais cette maladie ne fut point comprise par eux ; ils ne la désignaient que sous le nom de maladie nerveuse. Après plusieurs mois de pénibles souffrances de toutes espèces, elle m'a presque quitté tout-à-coup ; mais la cause en est restée dans son siége ordinaire. Depuis lors je n'ai jamais joui d'un jour de santé parfaite. Toutes les variations atmosphériques me causent de perpétuelles souffrances ; toute ma vie j'ai été sujette aux rhumes, et ils sont chez moi toujours plus violents, plus intenses, plus longs que chez tout autre. Cette propension continuelle à m'enrhumer m'a prise au berceau.

Depuis sept ans, je me trouve assaillie d'une toux affreuse qui ne m'a pas quittée un seul jour. Trois différents médecins l'ont traitée sans le moindre succès ; ils l'ont traitée par les pectoraux, les vésicatoires et les sangsues, comme si elle provenait de la poitrine. D'après votre exposé, des moyens si débilitants n'ont pu qu'envenimer le mal ; car ma toux provient de l'estomac et non de la poitrine. Voyant tous leurs remèdes infructueux, ils ont tou; trois fini par dire que c'était une toux nerveuse, pour laquelle il n'y avait guère de chances de guérison.

Il me semble, Monsieur, que la lecture de votre Exposé m'a

ouvert les yeux sur la cause de cette pénible affection , comme de tant d'autres auxquelles je suis en butte; depuis la maladie gastrique que j'ai eue, il y a quinze ans, mon estomac n'a plus digéré que fort mal. Quoique, pendant cette maladie, j'aie été toujours constipée, depuis lors j'ai constamment éprouvé l'effet contraire, c'est-à-dire un relâchement perpétuel; chaque matin, au sortir du lit, je suis très-pressée d'aller à la garde-robe; un quart-d'heure ou une demi-heure après, j'y retourne, fort souvent encore une troisième et même une quatrième fois. Toutes mes déjections sont molles, par parties brisées, souvent claires et limpides comme des selles de purgations; une immensité de vents viennent toujours se mettre au passage des évacuations; il m'est arrivé souvent d'éprouver huit ou dix fois de suite, de pressants besoins d'aller à la garde-robe et de ne rendre que des vents. Je suis forcée de ne prendre qu'une très-petite quantité de nourriture; car la moindre infraction à cet égard ne manque jamais de me causer un dévoiement complet.

Si l'Ervalenta produit tous les bons effets que vous lui attribuez, elle aura certes une belle réputation à se faire chez moi; car ma santé ne ressemble à celle d'aucun malade. Je suis dans un état habituel d'infirmité et de souffrance; j'éprouve presque toujours un froid glacial depuis les reins jusqu'aux pieds ; je suis forcée d'être vêtue en été presque comme en hiver; si je veux quitter, dans les plus grandes chaleurs, un vêtement trop chaud pour le remplacer par un autre qui le soit un peu moins, voilà qu'une foule de maux m'assaille : un rhume (qui fréquemment vient s'ajouter à ma toux habituelle), des maux de dents horribles, des névralgies affreuses, des rhumatismes, la sciatique (à laquelle je suis journellement plus ou moins assujettie), des courbatures, des fluxions sur les yeux, et sur les oreilles; enfin, tous les maux que vous désignez pouvoir quelquefois être produits par l'abaissement des forces vitales.

Ah ! Monsieur, qu'elles sont faibles chez moi ces forces vitales! Depuis quinze ans, je ne puis plus descendre l'escalier sans me tenir solidement à la rampe; mes jambes tremblent et vacillent comme celles d'un homme pris de vin. Depuis cette malheureuse gastrite je ne puis plus couper la mèche d'une chandelle sans soutenir le bras de la main qui la coupe. Eh bien ! Monsieur, malgré la multiplicité de mes maux, car je ne vous en dis qu'une partie, malgré leur intensité chronique, malgré mon grand âge, je me sens fortement disposée à essayer l'Ervalenta. Si elle n'a pas le pouvoir de me débarrasser de tous mes maux, j'ai quelque espérance qu'elle pourrait en diminuer le nombre ou les affaiblir tant soit peu ; car, d'après votre Exposé, je suis intimement persuadée qu'ils sont tous causés par le *défaut d'une digestion convenable et le mauvais état du canal alimentaire et excrémentitiel.*

Cependant, Monsieur, je me trouve extrêmement contrariée dans mon désir, car la feuille, sur laquelle vous avez porté le prix, ne se trouve pas, ce qui m'empêche de pouvoir vous faire la demande d'un paquet de quatre kilogrammes d'Ervalenta. Dès que vous aurez eu l'obligeance de m'envoyer la feuille qui indique son prix, je m'empresserai de vous adresser le bon sur la poste, ainsi que vous l'indiquez.

Dans l'attente d'une réponse de votre part, veuillez, Monsieur, agréer les expressions de toute mon estime et des sentiments distingués avec lesquels j'ai l'honneur d'être,

Signé F. DE MULLER.

Mon adresse est : Mlle de Muller, rue des Places, n. 102, avenue de la Porte des Étangs, à Fribourg (Suisse), 30 juillet 1842.

N° 56.

AUTRE LETTRE DE MADEMOISELLE DE MULLER.

Monsieur WARTON, ce n'est que lundi dernier, 22 courant, que j'ai pu commencer à faire usage de l'Ervalenta, et je me suis permis d'attendre quelques jours pour pouvoir vous faire part de ses effets.

Depuis plusieurs années, je ne prenais plus autre chose à mon souper qu'un bouillon et un œuf; maintenant je prends l'Ervalenta et rien de plus. Je la prends aussi à mon dîner. Il me semble m'en trouver mieux ; mon sommeil est meilleur ; voilà trois nuits que je ne me réveille que deux fois dans la nuit, et je me rendors assez vîte ; je suis réveillée par des quintes de toux qui ne durent pas longtemps. Voici aussi le troisième jour que je ne vais à la garde-robe qu'une fois dans les vingt-quatre heures ; c'est chez moi, je puis le dire, une grande nouveauté, puisque toujours j'y allais chaque matin deux, trois ou quatre fois, et toujours en consistance brisée et limpide : voici trois jours que c'est tout autre chose.

A cela près, ma toux est encore la même ; il me semble aussi que mes expectorations sont moins abondantes. Je suis toujours tourmentée de vents, après le dîner surtout, quoique je mange excessivement peu, étant toujours très-promptement rassasiée : mais, hier et aujourd'hui, j'ai trouvé les aliments ordinaires beaucoup meilleurs que de coutume.

N'allez pas croire, Monsieur, que je m'attendais à une amélioration plus notable dans le court espace de *huit jours ;* je suis, au contraire, tout-à-fait surprise de ce dont je viens de vous parler ; il faut certainement un temps plus long pour des maux aussi chroniques que le sont les miens que pour des maux plus récents ; et je vous avoue que *je crains une illusion de mon esprit quand je crois voir un mieux.*

Je vous prie d'agréer mes civilités les plus empressées,

Signé F. DE MULLER.

Fribourg, ce 3o août 1842.

N° 57.

TROISIÈME LETTRE DE MADEMOISELLE DE MULLER.

Monsieur WARTON, l'intérêt de mes semblables souffrants me fait un devoir de vous adresser les faits suivants :

Quoique je ne prenne de l'Ervalenta que depuis *six semaines*, je puis cependant vous dire qu'en général ma santé est infiniment meilleure; mais elle n'a pas opéré le moindre effet sur ma toux, qui est absolument toujours la même; seulement, il est certains jours, lorsque le temps est tout-à-fait au beau, où il me semble que *les quintes sont plus éloignées les unes des autres qu'elles ne l'é-taient auparavant ;* quant au reste, oui, je puis vous le dire, je me trouve infiniment mieux ; mes garde-robes sont assez régulières ; pour l'ordinaire, je n'en ai qu'une dans les 24 heures ; mais il m'arrive encore quelquefois d'en avoir deux ; mais ce sont toujours ces vents, ce gaz dont mon intérieur est rempli, qui les provoquent.

Mon sommeil est infiniment meilleur qu'auparavant. Lorsque mes quintes de toux viennent me réveiller, je me rendors presque aussitôt qu'elles sont passées. Le sommeil me force à me coucher plus tôt qu'auparavant ; le matin, je me lève plus volontiers et plus tôt ; mon appétit est aussi infiniment meilleur que précédemment ; je puis dire que je mange avec un vrai plaisir : tous les mets me paraissent excellents, quoique je mange encore avec une grande modération, car le triste état de ma santé m'avait habituée, depuis plus de quinze ans, à une grande sobriété. Je me trouve aussi plus forte je n'éprouve plus cette faiblesse, cette lassitude dont j'étais accablée depuis tant d'années ; mes facultés morales y ont aussi gagné. Vous ne sauriez croire à quel point mes infirmités avaient affaibli mon esprit: j'étais, en toutes choses, toujours irrésolue, toujours hésitante ; je n'avais plus de mémoire. Maintenant je suis toute autre.

Soit dit en passant, je n'ai communiqué à qui que ce soit mons essai d'Ervalenta, et déjà bien des personnes paraissent surprises du changement qu'elles croient remarquer en moi; on me dit souvent que depuis que je vaque aux soins de mon ménage (ce que je n'avais pas fait depuis onze ans), je prends *bonne mine;* ce sont les expressions de *plusieurs* personnes. Je garderai mon secret jusqu'à la réception de l'Ervalenta que vous allez m'envoyer (car je vais en manquer); alors seulement je me ferai un plaisir de parler avec sûreté de la cause des bons effets que cette substance aura produits en moi.

Croyez encore, Monsieur, à toutes les expressions de ma parfaite estime et du dévouement avec lequel j'ai l'honneur d'être,

Signé **F. DE MULLER.**

Fribourg, 2 octobre 1842.

N° 58.

TÉMOIGNAGE DE MADAME SAINTE-URSULE, RELIGIEUSE AU COUVENT DE SAINT-JOSEPH, A SAINT-SAUVEUR (LOIRE).

M. WARTON, rue Richelieu, n° 68, à Paris.

L'Ervalenta que vous m'avez expédié à Larajasse, a eu *les plus heureux résultats.* MADAME SAINTE-URSULE, religieuse au couvent de Saint-Joseph, à Saint-Sauveur (Loire), vous prie de lui en expédier un paquet de 4 kilogrammes, par la diligence royale de Paris à Marseille, qui, en passant à Bourg, le remettra à M. Lacon, facteur rural, domicilié à Bourg-Argental.

Votre serviteur bien humble,   ROUX, *Curé.*

Saint-Sauveur (Loire), le 23 septembre 1843.

Le conducteur de la diligence vous remettra 12 fr. 50 cent. que je lui ai avancés.

APPENDICE.

CONTREFAÇONS NOMBREUSES. — INDICES POUR LES RECONNAITRE.

Pour celui qui cherche le soulagement ou la guérison d'une maladie par l'emploi de l'Ervalenta, ou de la Mélasse (*dite*) de la Cochinchine, il est important de connaître, si ce qu'on lui offre pour de l'Ervalenta et de la Mélasse de la Cochinchine, *en est réellement* ou non ; car si ce n'en était pas, il ne pourrait espérer ni d'être guéri, ni même soulagé.

Il sera ainsi cruellement trompé dans son attente pour l'amélioration de sa santé ; mais ce n'est pas tout : le contrefacteur, — cherchant à tirer profit, par tous les moyens possibles, de celui qu'il trompe, s'il ne parvient pas à gagner en lui faisant du bien, plutôt que de manquer son but, il se déterminera à lui faire du mal. Les substances qu'il offrira pour l'Ervalenta et la Mélasse (*dite*) de la Cochinchine, seront, si cela est nécessaire à ses desseins, non-seulement toutes autres que les substances pour lesquelles elles sont vendues, mais encore elles seront absolument nuisibles, — capables de ruiner la santé pour toute la vie.

Le portrait que nous venons de faire d'un contrefacteur, n'est exagéré en rien : pour s'en convaincre, il suffit de consulter les annales de la Police Correctionnelle, soit de la capitale, soit des villes de province.

Si l'application de ces réflexions aux objets contrefaits en général, n'est pas imaginaire, combien n'est-elle pas plus vraie, à l'égard de l'Ervalenta et de la Mélasse (*dite*) de la Cochinchine ! — Substances qui se prêtent *de toute manière* à l'art funeste des contrefacteurs.

Combien peu de personnes, par exemple, s'il est question de vérifier la nature des parties constituantes d'un amas farineux, possèdent la science nécessaire pour pouvoir séparer, d'avec les particules

A

légitimes et bienfaisantes de la farine elle-même, les atomes étrangers et nuisibles qu'un contrefacteur pourrait y avoir introduits ! Cependant, comme la véritable Ervalenta est un amas farineux, nécessairement toutes les contrefaçons de cette substance le seront aussi.

Sont-ils nombreux encore, ceux qui savent éliminer d'une substance onctueuse et visqueuse, les matières étrangères et malfaisantes que l'on pourrait y avoir fait entrer, et qui lui ressemblent? Ainsi donc, comme la vraie Mélasse (*dite*) de la Cochinchine, est une substance onctueuse et visqueuse, inévitablement toutes les imitations frauduleuses de cette substance le seront également.

Nous avons dit que l'Ervalenta et la Mélasse (*dite*) de la Cochinchine se prêtent *de toute manière* à l'art funeste des contrefacteurs.

L'imitateur frauduleux trouvant à la fois dans ces deux substances, lorsqu'elles sont véritables, — et une apparence qui ressemble à celle des substances *les plus simples et les plus communes*, — et des propriétés qui, sous le rapport des guérisons promptes et extraordinaires qu'elles opèrent, *ne ressemblent à aucun autre agent connu*, — désespère bientôt de découvrir la nature réelle de ces deux corps : c'est pourquoi il se hâte de suppléer, *par artifice*, au savoir qui lui manque.

Néanmoins, cet imitateur n'ignore pas un des effets que l'une et l'autre de ces deux substances produisent sur le corps de l'homme : — celui du relâchement des viscères abdominaux. Comme cet effet est le plus sensible, et ce qui peut seul contenter ses pratiques, il s'en occupe exclusivement. Ses connaissances assez intimes de « la Matière Médicale, » fournissant à son esprit une liste étendue d'agents qui produisent cet effet, ne le laissent pas longtemps en défaut. Décidant ce qu'il fera, il se met à l'œuvre, et « *lestement* » deux articles sont confectionnés pour la vente, — destinés à satisfaire, pendant quelque temps, une clientelle *crédule et simple*.

Il ne se soucie guère des autres effets que les agents dont il fait choix peuvent produire, outre l'effet de relâchement, sur les malades qui s'adressent à lui; quoiqu'il n'y ait pas une seule substance dans la « *Matière Médicale,* » qui ne produise des effets additionnels, plus ou moins salutaires, plus ou moins pernicieux. Pour l'effet principal, il pense avoir réussi ; pour les autres effets qu'il regarde comme subordonnés, — qu'ils soient faibles ou forts, bons ou mauvais , il se persuade que tout passera , sans que l'on y fasse attention.

L'exactitude de ce raisonnement ne peut pas être niée, ni même combattue, car la chose est *évidemment* ainsi. Mais, malheureusement , ce n'est pas dans le raisonnement seul que notre justification se trouve ; elle se trouve aussi dans les *faits* : nous allons en parler dans quelques instants.

Par ce qui précède , nos lecteurs ont reconnu , avec pleine évidence, que ce que nous avons dit, savoir : *que l'Ervalenta et la Mélasse* (dite) *de la Cochinchine se prêtent* de toute manière *à l'art funeste des contrefacteurs,* est absolument vrai.

Ils ont reconnu aussi que, sans que nous fournissions des INDICES *certains et faciles* pour mettre tout le monde à même de distinguer *infailliblement* l'Ervalenta et la Mélasse (*dite*) de la Cochinchine qui sont véritables, de celles qui sont fausses, il n'y a presque personne qui puisse se protéger contre les imitations frauduleuses de ces deux substances.

Ces indices sont au nombre de six :

1° Notre *signature* sur chaque paquet d'Ervalenta et sur chaque bouteille de Mélasse, ainsi écrite,

2° Notre cachet sur chaque paquet et sur chaque bouteille, comme ci-contre :

C'est avec ce cachet, qui donne une impression en creux (*et non en relief comme d'ordinaire*), que chaque paquet d'Ervalenta et chaque bouteille de Mélasse, sont scellés.

3° Les noms d'*Ervalenta* et de *Mélasse* (dite) *de la Cochinchine,* sur le paquet de l'un, et sur la bouteille de l'autre.

Il faut s'assurer qu'*aucun* changement ni *aucune* modification n'ont été apportés dans l'orthographe de ces deux noms.

4° Notre cachet dans son état *intact,* sur chacun des deux objets.

On comprend que si le cachet a été brisé ou n'est pas complet, le paquet peut avoir été ouvert, vidé, et rempli de matières fausses.

5° Le paquet *plein*, et son enveloppe *intacte.*

On comprend que si le paquet n'est pas plein, ou si l'enveloppe n'est pas intacte sur tous les côtés, le paquet a été nécessairement ouvert, et peut avoir été vidé, et rempli d'une autre matière farineuse ayant la même apparence que l'Ervalenta.

6° La corde de la bouteille de Mélasse dans son état *entier,* c'est-à-dire, sans avoir été *coupée*, ou séparée du cachet.

Comme le cachet est placé sur les deux bouts de la corde, on comprend que si la corde a été coupée, elle est séparée du cachet, et que par conséquent la bouteille peut avoir été ouverte, que la vraie Mélasse (*dite*) de la Cochinchine a pu en être enlevée et la bouteille remplie de mélasse ordinaire, soit de canne, soit de betterave, ou d'autre matière. Aussi longtemps que le cachet se trouve placé sur les deux bouts de la corde, sans que cette dernière ait été coupée ou séparée du cachet, on est certain que la bouteille n'a pas été ouverte.

Une lecture attentive de tous ces indices de vérité fera reconnaître que jamais l'on ne doit acheter, comme Ervalenta ou Mélasse (*dite*) de la Cochinchine, les substances que, dans les pharmacies ou ailleurs, on peut vendre *à petits poids, ou en portion de paquet ou de bouteille.*

Dans les diverses villes de France, il y a plusieurs *pharmaciens* qui se sont faits contrefacteurs de l'Ervalenta ; qui fournissent aux personnes souffrantes qui ont le malheur de s'adresser à eux, tout autre chose que l'Ervalenta qu'ils affirment tirer de chez nous, et qu'ils se font payer comme telle.

Ces pharmacopoles sans principe, VIVENT DU MAL QU'ILS FONT A CEUX QUI LEUR DEMANDENT LES MOYENS DE GUÉRIR ! Ainsi ils fournissent à ces personnes qui ne soupçonnent pas la fourberie, des mélanges farineux ressemblant à l'Ervalenta, mais d'une nature tout opposée, c'est-à-dre, très active, et extrêmement irritante;—substances qui, étant prises en quantité considérable tous les jours, pendant une période de temps prolongée, comme on fait dans le traitement de l'Ervalenta, font à ces personnes un mal qui ne se terminera qu'avec leur vie. Les matières nuisibles qu'ils débitent ainsi, ils ne les appellent pas moins Ervalenta, — ERVALENTA VÉRITABLE !

Quelques-uns de ces pharmaciens qui déshonorent leur profession et l'humanité, confectionnent une matière pour l'Ervalenta, qui, outre la propriété commune à la plupart de ces compositions celle d'altérer la santé, possède encore cette autre, de devenir *noire* par la cuisson !

Cet abus ne pourrait pas exister, si les malades secondaient nos efforts en veillant à leurs propres intérêts ; s'ils se refusaient d'acheter, comme Ervalenta et comme Mélasse (*dite*) de la Cochinchine, des substances qui ne portent pas les six indices de vérité que nous avons fournis à la page III. A quoi bon ne pas permettre qu'il sorte de nos magasins, ni l'Ervalenta ni la Mélasse qu'en paquet et en bouteilles cachetés, — cachetés avec le cachet de notre Maison, et revêtus de notre signature, — si les personnes souffrantes veulent bien croire, sur les paroles d'un contrefacteur, que les mélanges divers qu'il a confectionnés, pour ces deux produits, sont l'Ervalenta et la Mélasse (*dite*) de la Cochinchine, aussi véritablement que les deux substances qui sont contenues dans les paquets et les bouteilles portant tous les indices qu'elles sont vraies ?

Si ces personnes n'obtiennent aucun des effets salutaires qu'auraient produit sur eux l'Ervalenta et la Mélasse véritables ; — si même au lieu d'apercevoir une amélioration dans leur santé , elles éprouvent un accroissement très prononcé du mal , provenant des agents destructifs que de tels mélanges contiennent ;—à qui la faute? Nous avons fait tout ce que nous pouvions , et tout ce qu'il fallait faire, pour les protéger contre la fraude; mais il n'y a pas moyen de protéger ceux qui ne savent pas soupçonner quand il leur manque de bonnes raisons pour croire.

Si, en agissant ainsi, ces personnes dépensaient *moins* pour ces mélanges délétères, qu'il ne fallait pour se procurer l'Ervalenta et la Mélasse vraies, ce serait pour eux une faible justification ; mais il n'en est pas même ainsi: nos prix pour ces deux produits sont moins élevés que ne le sont les prix pour les mélanges malfaisants des contrefacteurs. En prétendant détailler les marchandises réelles de notre Maison *à petit poids*, ou *en portion de paquet ou de bouteille*, c'est une occasion pour eux de demander 25 p. 0/0 de plus que le prix fixe, pour tout le monde, des produits purs et véritables dans nos magasins.

Nous espérons que ces raisons, si fortes et si nombreuses, auront leur influence naturelle, — en empêchant toutes les personnes *sensées*, de recevoir de qui que ce soit, comme les produits de la Maison Warton, les matières vendues *à petit poids, et en portion de paquet et de bouteille* ; — les matières, par conséquent, qui ne présentent pas les six indices de vérité que nous avons indiqués à la page III ; et qu'ainsi le vil métier de ces pharmaciens qui, en se faisant au besoin chevaliers d'industrie, déshonorent le corps très-estimable auquel ils appartiennent, recevra un coup mortel. Mais si notre espérance était trompée, tout en traitant, jusqu'à présent, ces contrefacteurs avec plus de délicatesse qu'ils ne nous ont traité nous-même, nous livrerons leurs noms à la publicité, et nous les poursuivrons avec toute la rigueur de la loi, comme volant le public, et comme infracteurs iniques de nos droits particuliers.

Aurait-on jamais cru pouvoir trouver parmi le corps des pharmaciens qui ont été, auprès du Ministère Public, *les instigateurs* de notre procès,—des pharmaciens qui vendraient non pas l'Ervalenta elle-même, mais, *comme Ervalenta,* ce qui ne l'était pas ;—non pas les substances saines, ou au moins celles qui *ne pouvaient pas nuire,* mais des substances qui sont véritablement pernicieuses , ou qui peuvent même ruiner la santé ! Aurait-on jamais cru que la fraude de ces individus aurait commencé *aussitôt* que la Cour Royale de Paris eût prononcé définitivement en notre faveur, et après nous avoir renvoyé de toute plainte !

Il ne nous reste qu'à avertir le public de se tenir sur ses gardes contre l'achat des contrefaçons de l'Ervalenta provenant d'individus qui prétendent pouvoir fournir cette substance pure et véritable, en donnant pour raison, qu'*elles ont été employées dans notre maison.* Comme, pour les personnes éclairées, avoir été employé dans notre Maison, ne prouverait jamais que ces individus ont plus de connaissance de *la nature intime* de ces deux produits, que ceux qui n'y sont jamais entrés, nous aimons à croire que les marchandises qu'elles peuvent offrir au public, rencontreront le même refus de sa part, que celles des *pharmaciens-contrefacteurs,* dont nous nous sommes occupés principalement dans cet Appendice.

Que nous soyons parfaitement compris. Nous n'avons pas le désir d'empêcher personne de confectionner des substances pour être employées dans le même but que les nôtres. Ce que nous voulons est tout simplement, que les auteurs de telles substances ne se servent, pour opérer leur débouché, d'aucun *des indices de vérité* que nous donnons au public pour *distinguer* nos produits de tout autre. Nous voulons qu'*ils n'emploient pas notre signature,* nous voulons qu'*ils n'imitent pas notre cachet,* et enfin qu'*ils n'appli-*

quént pas à *leurs inventions nos désignations spéciales d'Ervalenta et de Mélasse* (dite) *de la Cochinchine.*

Ces noms sont acquis *à nous seul*, et personne que nous ne peut se permettre de les employer sans se compromettre devant les lois.

De plus, l'emploi, fait exclusivement par nous, de ces deux noms est la principale protection que le public puisse avoir contre l'usage des préparations nuisibles ou dangereuses auxquelles la cupidité peut journellement donner naissance. Ils doivent être plus qu'insensés ceux qui croient que l'on serait autorisé à voler à celui qui en jouit légitimement, la signature, le cachet et les noms mêmes des choses; c'est-à-dire, LES SEULS MOYENS que possède le public de *distinguer* entre les produits qui doivent conduire à une grande amélioration de la santé, et ceux qui doivent la ruiner.

C'est pourquoi nous prévenons que *tout individu* qui mettra en vente une substance quelconque, sous le nom d'Ervalenta ou de Mélasse (*dite*) de la Cochinchine, ou qui se servira de notre signature, de notre cachet, ou d'aucun autre des indices de nos vrais produits, *sera traduit devant les tribunaux.*

ERRATA.

Page 59, *au lieu de* T. P. J. BARRAS, *lisez* J. P. T. BARRAS.
— 69, *ligne* 2, *au lieu de* un compte rendu, *lisez* son compte rendu.

FIN.

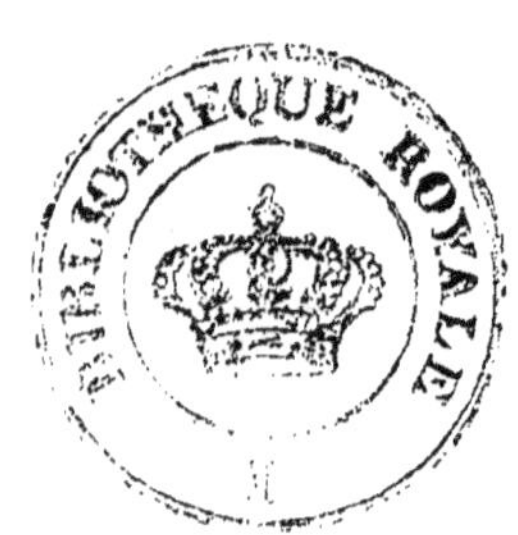

L'ERVALENTA

ET LA MÉLASSE (DITE) DE LA COCHINCHINE

SE VENDENT

CHEZ TOUS LES LIBRAIRES

DE PARIS ET DES DÉPARTEMENTS.

On peut se procurer les gros et les demi-paquets d'Ervalenta , et les bouteilles de Mélasse (*dite*) de la Cochinchine, chez tous les libraires de Paris et des départements ; et à moins de frais, si l'on demeure dans la province, qu'en s'adressant directement à la Maison Warton, à Paris.

Cependant , il est important ici de faire observer que la remise que nous accordons aux libraires , comme bénéfice sur les paquets de l'Ervalenta et sur les bouteilles de Mélasse , ne fait que les récompenser *tout simplement* de leurs peines , et, par conséquent ne suffit nullement pour les mettre à même de supporter, sur un paquet de l'Ervalenta ou sur une bouteille de Mélasse (*objets si volumineux et si lourds, relativement à la modicité de leur prix*), aucune partie des frais de transport, de caisse d'emballage, etc., etc. C'est pourquoi les libraires ajoutent toujours ces frais aux prix de Paris que nous avons cotés plus haut.

Les frais qu'ajoutera le libraire au prix de Paris, pour pouvoir rentrer dans ses déboursés de transport, etc., etc., seront, pour un *gros* paquet de l'Ervalenta, *environ* comme il suit :

Pour une ville de 10 à 20 lieues de Paris. . .	1 fr.	75 c.
— de 20 à 37 ½.	2	»
— de 37 ½ à 55.	2	25
— de 55 à 75.	2	50
— de 75 à 100	3	»
— de 100 à 125.	3	50
— de 125 à 150.	3	75
— de 150 à 187 ½.	4	»

Les frais qu'ajoutera le libraire pour un *demi*-paquet de l'Ervalenta, seront environ la moitié de ceux cotés dans cette table.

Les frais qu'ajoutera le libraire sur une bouteille de Mélasse seront plus élevés, peut-être de 40 centimes , qu'ils ne le seraient sur un paquet de l'Ervalenta ; la raison en est, la nécessité où se trouve le libraire de faire emballer la Mélasse dans une caisse à part, de crainte, qu'étant emballée avec d'autres marc ... lises et la bouteille venant à se casser, ces marchandises seraient détériorées.

Il y a beaucoup de libraires qui tiennent toujours en magasin les gros et les demi-paquets de l'Ervalenta et les bouteilles de Mélasse (*dite*) de la Cochinchine, car *il a été reconnu* lors de notre procès devant la Cour Royale de Paris, *que ces objets ne sont pas du domaine de la pharmacie*. Mais ces libraires ne peuvent jamais fournir aucun de ces articles, sans ajouter au prix de Paris les frais pour le transport, etc., etc., que nous venons d'indiquer.

En faisant venir de Paris, par les libraires, les paquets de l'Ervalenta et les bouteilles de Mélasse, il y a un avantage pour le consommateur : c'est qu'il les reçoit plus promptement que par tout autre commerçant, parce que ce sont les libraires qui ont les rapports les plus fréquents et les plus réguliers avec Paris. Pour les frais de transport chez les libraires, ils ne sont pas plus élevés que chez les autres commerçants ; et, en bien des cas, ils sont moins élevés.

Les libraires ne feront payer que les deux tiers ou un peu plus de la moitié des frais que nous avons indiqués dans la table (page v de la Couverture), quand ils recevront de Paris des ballots très-lourds, et par des moyens de transport bien plus lents, mais beaucoup moins coûteux.

Comme plusieurs libraires nous ont fait la demande d'un dépôt de l'Ervalenta et de la Mélasse, il convient ici d'avertir la librairie en général, que nous ne donnons *plus* de dépôts.

Il faut ajouter encore, que nous ne faisons pas d'affaires directement avec les libraires de province, mais seulement par la voie de leurs commissionnaires à Paris. Nous invitons, en conséquence, les libraires de province qui pourraient n'avoir pas reçu notre circulaire relative à la remise que nous leur accordons sur les paquets et les demi-paquets de l'Ervalenta et sur les bouteilles de la Mélasse (*dite*) de la Cochinchine ; nous les invitons, disons-nous, à faire la demande d'un exemplaire de cette circulaire. Nous leur faisons cette invitation dans leur propre intérêt, c'est-à-dire pour empêcher qu'aucune maison, à Paris, à laquelle ils pourront donner la commission de prendre l'un ou l'autre de ces articles de chez nous , ne so..... même de leur enlever la moindre partie du bénéfice que nous leur accordons. Nous les prions d'affranchir leur lettre de demande, parce que, comme nous refusons toutes celles non affranchies, les leurs seraient nécessairement refusées aussi ; par compensation, nous affranchirons notre réponse.

Quand on nous fait une commande telle que nous l'avons indiquée, pour être expédiée par les *messageries*, nous recouvrons par remboursement, si le consommateur le désire ; mais, si la commande doit être expédiée par le *roulage*, soit accéléré, soit ordinaire, nous ne recouvrons pas par remboursement ; c'est pourquoi, dans ce dernier cas, il faut nous envoyer avec la commande un billet à présentation sur une Maison de Paris, ou un bon sur la poste pour le paiement.

L'ERVALENTA ET LA MÉLASSE (DITE) DE LA COCHINCHINE.
SE VENDENT ENCORE DANS QUELQUES VILLES
CHEZ NOS DÉPOSITAIRES.

Nous n'avons pas encore parlé de nos dépôts dans les villes de province. Nous ne l'avons pas fait, 1o parce que ces dépôts sont si peu nombreux, que la majeure partie des villes n'en peut nullement profiter ; 2° parce que dans ces pages, notre but est d'apprendre à la France *entière*, quelle est la voie la plus facile par laquelle chacun peut se procurer de l'Ervalenta et de la Mélasse (*dite*) de la Cochinchine, et 3° parce que dans le petit nombre de villes où nous avons des dépôts, nous en avons donné connaissance déjà un grand nombre de fois dans les journaux de ces localités.

Le prix des gros paquets , et des demi-paquets de l'Ervalenta, et des bouteilles de Mélasse (*dite*) de la Cochinchine, est, chez nos dépositaires , le même que chez les libraires. (Voir la page v de la Couverture.)

Chez nos dépositaires on aura toujours un avantage que l'on n'aura nulle part ailleurs hors Paris, c'est-à-dire, d'être à même de pouvoir se fournir de suite de l'Ervalenta et de la Mélasse , et par conséquent de ne pas se trouver dans la nécessité d'attendre l'arrivée de ces objets de la capitale.

QUATRE MOTIFS

POUR NE PAS ACHETER DE

DEMI-PAQUETS DE L'ERVALENTA.

Il y a plusieurs raisons pour lesquelles nous ne recommandons pas l'achat des demi-paquets de l'Ervalenta : 1° le consommateur paie plus cher pour le même poids de cette substance ; 2° s'il en fait venir directement de Paris par les messageries, les frais de transport pour un demi-paquet sont presque les mêmes que pour un gros paquet ; 3° la caisse d'emballage coûte presque autant que pour un gros paquet ; 4° le consommateur ne peut pas convenablement juger de l'effet salutaire que l'Ervalenta est destiné à produire sur lui, en n'en prenant qu'un demi-paquet ; c'est même pour cela que la Maison Warton a refusé pendant longtemps, la vente de demi-paquets.

Dans le cas où ces raisons ne suffiraient pas pour détourner de l'achat des demi-paquets, il serait beaucoup plus avantageux pour les personnes qui en achètent, de les prendre chez les libraires ou chez nos dépositaires que de les faire venir directement de la Maison Warton de Paris ; ce que l'on reconnaîtra par les motifs que nous venons d'exposer dans le paragraphe qui précède.

Pareillement il serait beaucoup plus avantageux de prendre la Mélasse (*dite*) de la Cochinchine, chez les libraires ou chez nos dépositaires, que de la faire venir directement de Paris, surtout si l'on n'en prend qu'une seule bouteille ; car les frais de transport seraient les mêmes que pour un *gros* paquet d'Ervalenta, et le prix de la caisse d'emballage le même aussi.

AVIS.

On ne peut se procurer, ni à la Maison Warton elle-même, ni chez un libraire quelconque, ni chez aucun des dépositaires de la Maison Warton, moins qu'un demi-paquet d'Ervalenta, ni moins qu'une bouteille de la Mélasse (*dite*) de la Cochinchine.
